究極のCBD

【奇跡のホップ】のすべて

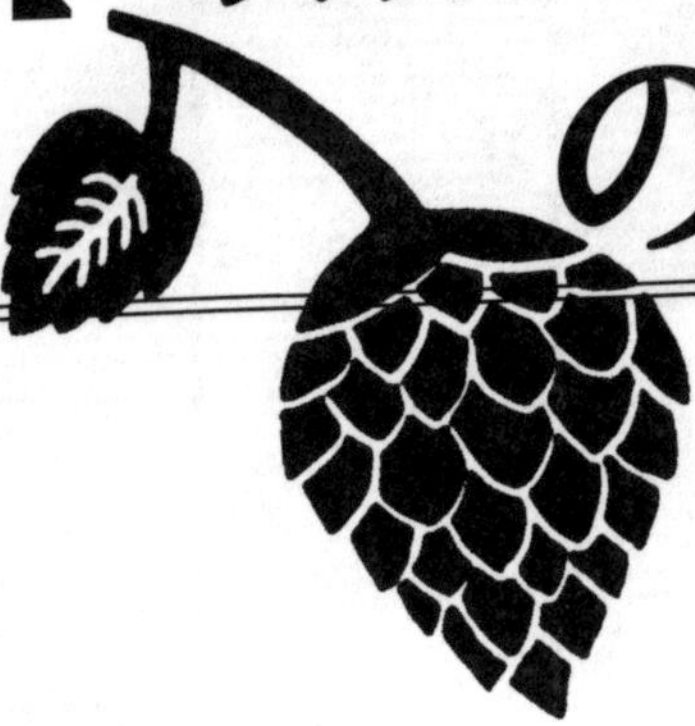

Mari Joko
上古眞理［医師］
Nobuyuki Gamo
蒲生展之

ヒカルランド

あるところで、ホップからCBDが出たという報告がありました。それが魔法のようなのです。フィールドワークに行ってホップのCBDを固定するのですが、ヘンプはアサ科アサ属、ホップはアサ科カラハナソウ属で、アサ属とカラハナソウ属は近縁種です。

＊CBD＝カンナビジオール・麻に含まれる生物活性物質（カンナビノイド）の1つ。さまざまな症状の改善に有効とされる。

野生のある種のホップの中の5％にCBDが入っていた。

100本のうち5本ですから、意外とあります。

1グラム当たり2ミリグラムのCBDが入っているのが見つかりました。

ジョセフたちはCBDがたくさん入っていてTHCをつくらないものが欲しいので、品種交配したのです。

＊THC＝テトラヒドロカンナビノール・脳に作用し、知覚変化や記憶への影響、学習能力低下などをもたらすとされ、日本ではTHCを含む製品は流通を認められていない。

うれしい誤算がありました。

品種交配したら、花にはCBDが1グラム当たり100ミリグラム、葉っぱでも20ミリグラムという、すごい高濃度のものができました。

その中にTHCをつくる酵素がないことを確認しました。

そういう品種ができて、2020年のはじめにやっとアメリカで植物特許が取れたのです。

内因性カンナビノイド・システムは、ホメオスタシスが関係していると言われるのですが、2013年にアメリカ国立衛生研究所から、「内因性カンナビノイド・システムの働きを調整することで、人間がかかるほとんどの疾病を治療できる可能性がある」という報告がありました。

もう一つは、最初にTHCやCBDを発見したイスラエルのミシューラム博士が、2011年に、「内因性カンナビノイドとCB_2受容体の不均衡がほとんどの主要な疾患に関与している」と報告しています。

イスラエル、ラファエル・ミシューラム博士

1960年代に大麻からTHC、CBDを分離

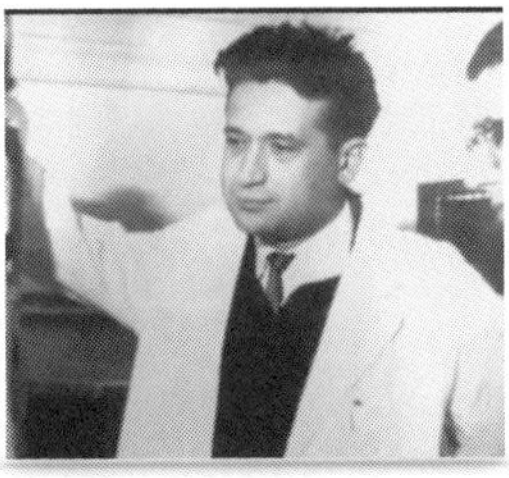

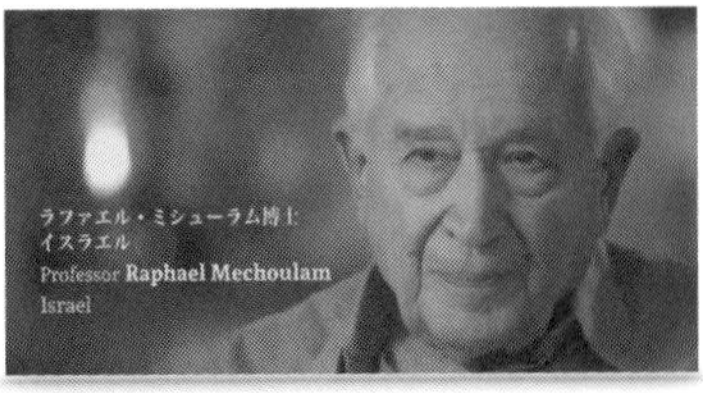

Kriya Hops CBDはTHCを含まない唯一の完全合法CBDである。

美容から癌《がん》治療、疼痛《とうつう》緩和、精神疾患、自己免疫疾患、パーキンソン病などの変性疾患まで、あなたの身体のあらゆる不調に対して単独で効果を発揮するすばらしいサプリメントが登場した。

その魅力を本書は余すところなく紹介する。

よろずクリニック院長
萬《よろず》 憲彰《けんしよう》

日本先制臨床医学会 理事（統合腫瘍治療研究部会 部会長）、国際水素医科学研究会 副理事長、日本老化制御医学会 理事、日本プロテオ検査研究会 代表理事、日本抗腫瘍ハーブ研究会 代表理事、腸内フローラ移植臨床研究会 理事、特定非営利法人 MCW 経営サポートセンター 副理事長
著書に「希望のがん治療 ―大病院が教えてくれない最新治療の効果と受け方―」（ワニ・プラス）がある。

上古眞理先生はアメリカ・カリフォルニアまで来て私に会い、私たちが行っている研究について私からさらに深く学びました。

植物を食べ物とする、サプリメントとする、薬とする、それぞれの境界線はとても薄いのです。

私たちのDNAは、植物を、癒しや栄養源として認識するように絡み合っているのです。

その植物（Kriya Hops）には変性疾患に対する治癒力があることが重要です。医薬品はそうではありません。神経内科医である上古先生は、このことをよく理解していました。そして、私たちの活動を理解し、日本にも広げてくれました。

さらに、彼女は私をも凌駕《りようが》しました。彼女は、私が書くべき本を書いてくれました。私は、日本人をさらに教育しようとする彼女の努力を賞賛します。健康について出版されるべきものはまだまだたくさんあります。上古先生は、日本の消費者に誠実で真実の情報を発信することをリードし続けてくれることでしょう。

眞理さん、あなたはそれを現実にすることができます。

敬具

ボミ・ジョセフ博士

（奇跡のホップ〈Kriya Hops・クリヤホップ〉開発者）

MD、PMD、Ph.D ピークヘルス社米国カリフォルニア州ロスガトスフリカ地域担当幹事を務めました。それ以前は、独立した施設の外来患者や病院の入院患者に透析サービスを提供する上場企業、Vivra, Inc.（NYSE：V）の創業者兼 CEO を務めていました。

また、オハイオ州コロンバスの新興医療機関でマネージャーを務めていたときに、肥満協会（TOS）の創設者の１人となっています。

1986年にオハイオ州立大学で博士号を取得。細胞膜表面におけるＧタンパク質受容体へのリガンド結合に関する論文を発表しています。（2012年以降、この分野では少なくとも８つのノーベル賞〈生化学・医学部門〉が授与されている）

ハーバード・ビジネス・スクールの卒業生であり、北カリフォルニアのハーバード・ビジネス・スクール協会のパトロン会員、HBS ヘルスケア同窓会のベネファクターでもあります。

〈Kriya Hops・クリヤホップ〉開発者
ボミ・ジョセフ博士（Dr. Bomi Joseph）について

ボミ・ジョセフ博士は、著書「Unfettered」がニューヨーク・タイムズのベストセラーリストに掲載された売れっ子作家です。健康分野での起業家としても有名で、世界各地にセンターを持つピーク・ヘルスのディレクターを務めています。

人間の健康に関する特許や論文を多数発表しており、特許には「ヘルスインデックス」、人間の健康を測定するクラスＡ医療機器「ディープヘルスデバイス®」などがあります。内因性の健康を提唱し、自己鍛錬と自然な方法による健康の最適化に情熱を注いでいます。

生薬学（Pharmacognosy）の第一人者であり、彼が設立した非営利団体 Peak.Health は、天然植物のみを原料とする治療製品を専門に扱っています。また、1987年から2004年まで、医学研究所の食品・栄養委員会の委員を務めました。

講演者としても人気が高く、米国医師会、シンガポールの国民健康保険、マレーシアのヘルスケア、インド医師会などの会議で、人間の健康について数多くの講演を行っています。

42以上の論文と特許を発表し、食品と医薬品の安全性、薬物不耐性、食品関連疾患の第一人者です。

現在、主に食品と医薬品の安全性、添加物、食品由来疾患、遺伝子組み換え食品の分野において、大手食品・製薬会社、食品農業機関、世界保健機関（WHO）に助言を提供しています。

1998年から2001年まで、国境なき医師団の理事およびア

まえがき

上古眞理

病気にならないために。
ずっと健康に過ごすために。
食事も気をつけて、適度に運動をして、ちゃんと睡眠もとって……
そんなことわかっているけれどできないから、何かよいものがないだろうか。
誰しもそう思ってしまいます。

仕事を終えて家に帰ってきたら、横になってゆっくりしたい。
気にせず好きなものを食べたい。
その悪しき習慣を断つのに、ＣＢＤ（カンナビジオール）が役に立つとしたらどうでしょうか？

長年病気で薬を飲んで療養している。

一生この薬を飲み続けないといけないのだろうか。

治す方法もない病気だと言われたけれど、少しでも何かできないだろうか。

高齢の家族が認知症になってきて困っている。

などと思って、この本を手に取った人もいるかもしれません。

ＣＢＤがその助けになるかもしれません。

私たちの体は、内因性カンナビノイド・システムでバランスを整えています。

健康的な生活というのは、内因性カンナビノイド・システムが整います。

そのシステムに、外から直接働きかけるのがＣＢＤです。

奇跡のホップの開発者ジョセフは、医師であり研究者です。

彼は、このように説いています。

①健康は私たちの生来の権利です。

②定期的に運動する必要があります。

③毒素と合成物を避けてください。

④私たちは自然と調和して生きるべきです。

⑤無知は死を招きます。

彼は30年間このことを言ってきたのだけれども、やっと最近になってみんなが気づいてきたと言っていました。

多くの人々はなんにも考えずに生活していて、少しずつ老化や体調の悪さ、人によってはなんらかの病気という形で坂道を下っています。

生活習慣を変えても一足飛びに健康になることはできません。それより何より、それを変えようとすること自体が億劫《おっくう》になっている人が多いです。

CBDというのは、その気分を上に向けることもできるものです。

CBDのことについては、たくさんの研究が今も続けられています。

研究に使われているCBDでも、サプリメントとして流通しているCBDでも、その品質が問題です。

それを長年研究して作られたのが奇跡のホップ（Kriya Hops）なのです。

まえがき

蒲生展之

私は東北の田舎で生まれ育ちました。

もう記憶の彼方になってしまいましたが、小学校4年生の冬に自転車に乗っていたところ、車にはねられて側溝に落ちました。目を開けても何も見えなかったのを覚えています。

それ以後です、頭痛が起きるようになりました。

最初は1カ月に1回ぐらい、3、4日起き上がれずに寝込むような頭痛が起きていました。そのころは、お医者さんに行くと点滴を打つだけで、なんの診断もされていませんでした。

大人になってから片頭痛の薬を出されましたが、どういう病気かなどの説明も受けたことはなく、薬を飲んでも吐き気がひどく吐いてしまうこともしょっちゅうでした。

頭痛が起きる前には、必ずと言っていいほど目の前がキラキラして、一部がだんだん見えなくなってきました。車の運転中に起こると、車をどこかに停めてしばらく休むこともしょっちゅうありました。

２０１８年11月に上古先生に会うまでは、それが片頭痛の前兆の閃輝《せんき》暗点《あんてん》ということさえ知りませんでした。

頭痛をなんとかしようと、食事を変えてみたり水を変えてみたり、いろいろなことを試しましたが、少しよくなる程度でした。農薬や食品添加物などがよくないことはそのころ知って、なるべく避けるようにしました。

私がＣＢＤというものを知ったのは２０１７年です。

当時ヘンプのＣＢＤを手に入れて飲み出したところ、片頭痛の頻度が減って元気になりました。

仕事が忙しいときに、集中力をもっとアップしたいと思い、いつもの3倍ぐらい飲んだときがありました。飲んで数分ぐらいだったでしょうか、急に胸が苦しくなり、痛くなりました。怖くなってしばらくやめていたら、やはり片頭痛の頻度が増えてきました。

胸の症状はなんだろうと思う気持ちがあり、いろいろ飲む量を変えて試してみたら、ある一定量以上のヘンプのCBDが原因していることがわかりました。

2019年はじめにKriya Hops CBDを知って、自分なりに調べて、これはすごいものだと確信しました。

医師でもないし、英語も苦手な私が、直接開発者のDr.ジョセフにコンタクトをとることは難しいと思い、上古先生にお願いをしました。

実は自分の片頭痛だけでなく、がんで苦しんでいる知り合いをなんとかしたいという思いがあり、いろいろ調べました。

Kriya Hops CBD になってから、試しに多量に飲んでみても、まったく胸の症状は出現しません。胸の症状が、検出感度以下とされているTHC（テトラヒドロカンナビノール）のせいだと知りました。

体は本当に正直なもので、私の片頭痛は無理をしたときに顔を出しますが、Kriya Hops CBD のおかげで寝込むようなことはまったくなくなりました。

当時、がんで苦しんでいた知り合いは残念ながら若くして亡くなりましたが、その一方で、同じころから乳がんでＣＢＤを飲みはじめた知り合いは、２０２１年の秋からは水溶性のＣＢＤを飲みはじめ、どんどんよくなっていると本人が言っています。

「薬ではなくて、天然の植物で人を癒やす」

これはＤｒ．ジョセフも言っていたことですが、私もそれを実現したいと思っています。

カバーデザイン　櫻井浩（⑥Design）
校正　麦秋アートセンター
イラスト　山浦佳奈
編集協力　宮田速記
本文仮名書体　文麗仮名（キャップス）

目次

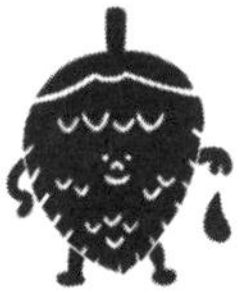

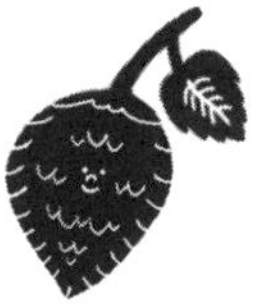

究極のCBD【奇跡のホップ】のすべて

内因性カンナビノイド・システムが整うと、
ほとんどの病気が癒される！

上古 眞理 氏
蒲生 展之 氏

時・2022年10月8日（土）
於・イッテル珈琲

Chapter 1

奇跡のホップと
こうして
出合ったのです！

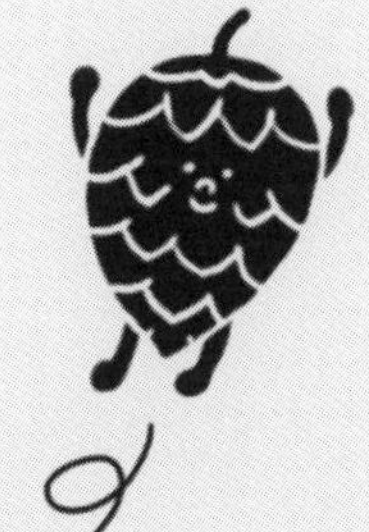

上古眞理　約20年前、男性の友人と4時間ぐらいドライブをしていたら、唐突に「大麻って悪いものじゃないんだよ。麻薬とか言われているけど、違うんだよ」と言い出したのです。

それで大麻のことをちょっと調べて、そのときはそれで終わっていたのですが、頭の隅のほうには残っていました。

約8年前に、CBD（カンナビジオール）が輸入許可されたというのを見て、そういえば、あのとき「大麻って悪いものじゃない」と言っていたなと思い出しました。

そしてCBDというものが日本に入った。

CBDを詳しく調べたのではなく、手に入らないかなと思ったのです。すると、売っていたのですが、なぜか私にはピンとこなくて買えませんでした。

頭の隅にCBDがずっとひっかかったまま、数年が過ぎました。

２０１８年の10月ごろ、ある社長さんに、年末の忘年会に誘われたのですが、平日なのです。

「どこでやるんですか」と聞いたら、「静岡県」。

私が滋賀県にいるので、静岡県ならまだ近いだろうというわけです。

一回は聞き流したのですが、また電話で誘われました。

私は次の日も仕事だったのですが、行くことにしました。

忘年会の会場は、駅からタクシーかバスで30分ぐらいかかる遠いところでした。

忘年会には、その社長さんの関係者とか、会社の方も座っていらっしゃったのですが、一人来ておられなくて、一つあけた席に蒲生さんがいたのです。

ここには関係の深い人がいらっしゃるんだろうなと思って、「上古と言います」と、私は名刺を持っていきました。

そのとき蒲生さんが「実はCBDがね」と話しはじめて、私の頭の隅のほうにあったCBDが呼び起こされて、「え、CBDが手に入るんですか」と返しました。

その日の朝にアメリカの予防医学関連のメールが配信されていました。そこには神聖なる植物として大麻の話が書いてありました。道中でそれを読んでいたから本当にびっくりでした。

今まで気にはなっていたけど放置していたCBDが、私の目の前にポンとあらわれたから、ぜひそれが欲しい。

「忘年会が終わった後にいろいろ説明してあげるよ」と言われて、それだけはぜひ聞きたいと思いました。

これが蒲生さんとの出会いであり、CBDとの出合いでもありました。

そのときにCBDを試したのですが、何かわかったかというと、よくわからなかったのです。

口に入れられて、フーンとなっただけです。実は。

それが11月末でした。

次の日、私は朝一で帰って、病院で外来診療をしました。

ＣＢＤが手に入ることがわかったので、それから1カ月間はメチャクチャ調べました。

外国の文献も全部調べて、これは患者さんに使わないとダメだという気持ちになりました。

私たち神経内科医が難病を診《み》て、治らない人をどうにかしてあげたいと思っても何も使えなかったのが、こんなに可能性のあるものがあったら、絶対になんとかして使ってあげたいと思いました。

だから、実際に使っているお医者さんに、「どう？」と聞いて、今も使われている先生もいらっしゃいますが、「先生、こんないいのがあるけど、どう？」と、広げていくキッカケになったのです。

その年の12月は蒲生さんのお仕事がとても忙しくて連絡がとれず、実際に連絡をとるようになったのは翌年1月です。

1月にホップのCBDが出るということを、蒲生さんが聞いたのです。

蒲生展之　私は、コケにもCBDが入っていることを調べていました。

だけど、どっちなのか。まさかホップだとは思わなかったのです。

CBDをなぜ広げたかったのかというと、自分の片頭痛、過敏性腸症候群、閃輝暗点《せんきあんてん》が毎日起きて、ひどいと3〜4日寝込んでいた。それがCBDをとったことによって、今までに経験したことがないくらい、これらの発作が全部止まった。

これは人々を幸せにできるものだと思ったので、上古先生に調べてもらって世に広げたいという思いと、そのとき、知り合いの女性が舌《ぜっ》がんですごく腫れていたので、この人をなんとか助けたいという思いがあった。

だけど、舌がんで気道が細くなっているから、オイルはなかなか飲み込みにくい。

Kriya Hops の開発者のジョセフ博士のページを見ていて、オイル製品しかないと最初に言われていたのですが、いや、タブレットがあるはずだといろいろ調べたら、タブレットがあることがわかったので、これをどうしても日本に入れたい。

ただ、私だけではちょっと無理なので、そこで上古先生に会って、これをなんとか日本に入れたいという思いを伝えました。

上古　実際に私たちがジョセフのところのＣＢＤを使えたのは２０１９年2月からでした。

どういう会社のものかということは、私はチラッと聞いたのですが、調べ切れていないときに、蒲生さんに言われて、ジョセフのフェイスブックでお友達申請をしたら、すぐに許可が出て、次はメッセンジャーを使って、絶対に連絡をとってくれと言われました。

蒲生　これは絶対に日本に入れなきゃいけないという思いがあったので、しつこく言い続けたのです。

どうしてもジョセフとつながってほしい。けれども、なかなか返事が来ない。

いや、そんなわけはないと思っていたら、突然返事が来ました。

上古　2019年3月7日、ジョセフに、「私は神経内科医で、パーキンソン病とかALS、スティッフパーソン症候群という難病とか、片頭痛や慢性疼痛《とうつう》にCBDを使っているのですが、何か臨床データはないですか。どういうふうに使ったらいいですか」とメッセージを送りました。

なかなか返事が来なくて、3月22日にやっとメッセージが返ってきて、「僕たちはアプリを持っているんです」と言ってきた。

このときはまだテストファイルだったのに、「性別、身長、体重を入れたら、簡単に見られるアプリがあるから送ってあげる。いろいろなことを書いた論文も送ってあげる。僕のメールアドレスはこれだよ」と、ジョセフのメールアドレスが書いてあるのです。

はじめはメールでやりとりしていたのですが、Ｚｏｏｍでしゃべろうと言われました。いきなりＺｏｏｍと言われて、不安でした。

蒲生　このタイミングを逃しちゃダメだ、何がなんでもというところで動いたのです。

上古　最初に「大麻って……」と言ってくれた友人は、しばらくオーストラリアに行っていたことがあって英語が堪能なので、彼に「Ｚｏｏｍに出てくれない？」と言ったら、そのときは海外に行っていて日本にいなかった。

ほかの英語ができる人に聞いても、やっぱりどこかに行っていていない。

どうしようと思っていたら、ジョセフが「いいから早くしよう」と。それなら「録音したものをください」「いいよ」「わかりました」となり、覚悟を決めてＺｏｏｍで話をしたのが4月20日です。

扱っているものは病気にいろいろ使えるけれども、いろんな病気のある人にオイルはダメだ、オイルだったら4時間ごとに飲まなきゃいけない、僕らはタブレットをつくっている、うちにはアーユルヴェーダの商品がいっぱいあって使えるから、欲しいんだったらあげるよ、という感じでした。

こういうものが使えるから送ってあげるよと言われたのですが、いつまでたっても送ってこないな、どうしたんだろうと思ったら、医者と直接取引はできないと、ジョセフがバシッと言ってきました。

でも、患者さんに使ってあげたい。

私はそのときはまだ病院を辞めていなかったので、アメリカに住んでいる友人に、おカネを払うから買ってほしいと頼んで、タブレットを買いました。

それを送ってもらって、ＡＬＳの男性患者さんに分けてあげました。

それを使っている間は病状があまり進まず、いい感じでした。

そのときは、私が病院に勤め続けるか辞めるかを考える時期でもありました。

実は、さかのぼると、その病院に勤める前に、病院を辞めようかなという時期が一回あったのですが、たまたま彦根の病院に行ってくれということで勤めていたのです。

辞めたいと思っているけれども、予防医学もやりたいということで、辞める踏ん切りがつかないまま来ていました。

こういうことになると、押し出されるようなことが出てくるのです。

実際、蒲生さんに会って、ＣＢＤに興味を持っていたのも、実は自分の体調がすぐれないことも一因でした。

2019年の夏は1カ月ぐらい咳《せき》が止まらず、体調が悪かった。9月に健診があって、そのときのレントゲンが汚くて、「肺炎の跡がありますす」と言われました。

パーテーションで区切られた狭い部屋で仕事をしていると、姿は見えなくても咳は聞こえるので、呼吸器の先生に、「先生、ずっと咳をしてたよね」と言われました。

4月ぐらいにジョセフと話をしてこういう流れになって、夏には自分の体調もよくなくて、8月ぐらいに、やっと辞めようかなと決心がつきました。

日本の場合、4月始まり、3月終わりの年度で動いていますから、普通は辞めるなら3月です。

3月の終わりに辞めようと思ったら、蒲生さんが「絶対ダメだ。12月に辞めないといけない」と言いました。

蒲生　絶対辞めるべきだと。

と言ったのは、（上から降りて）来ていたので。年が明けたら、ものの見事にドーンと新型コロナが来た。

上古　12月末に辞めるべきだというので、院長にもなんだかんだと文句を言われながらも辞める手はずを整えていました。

8月ごろに本当に悪かった体調も少しは戻ったものの、あちこち痛くて本調子ではない。

それでもう一回、ジョセフに連絡したのです。

医者とは取引しないというからしばらく黙っていたのですが、2019年11月1日、ジョセフに「うちも会社を設立しました」と連絡したら、「グッド」と返事が来ました。

医療関係者になんとかしたいと言ったら、ジョセフのアプリはアンドロイドなら全部使えると返ってきました。

もう一つは、ジョセフが「僕は、扱っている会社はサプリメントの会社だから医療業界には展開できないことを知っている。君は医師のコミュニティーで広げたいと思っているのか？　どうなんだ、やろうよ。僕はフェイスブックはあまり見ていないので、電話番号を教えて。ワッツアップ（WhatsApp）できる?」と言ってきたのです。

向こうはワッツアップというメッセージアプリが主流なので、ワッツアップ経由になったのです。

ジョセフとのやりとりが始まってから、蒲生さんが考えてくれて、会社の名前がピークヘルスエナジー（Peak Health Energy）になりました。

向こうもピークヘルスという名前なので嫌がられないかなと思ったら、「うちの会社と同じような感じで、同じようなことを考えてるね」と、逆にハッピーな感じでジョセフに言われて、よかったと思いました。

蒲生　やっぱりそんな感じだろうと思った。最高の健康、エネルギーでやっていける会社にしよう。

そうしたらジョセフが、「うちと同じじゃないか」と。

上古　最初はこれだけ分けてあげるよと始まったのが２０１９年11月です。

有給休暇を使って12月になんとかアメリカに行きたい。ジョセフに「アメリカに行く」と言ったら、「買うだけなら別に来なくてもいい」と言われましたが、「でも、行きたいから行きます」と返しました。

蒲生　その年に行かなければ行けないというものがありました。

上古　「いついつどうですか」と言ったら、向こうもクリスマス休暇に入るから、その前にということで、クリスマスシーズンには入ったのですが、12月にアメリカに行けたのです。

行ったら、一日あけてくれていました。

私はある程度は英語がわかりますが、細かいことは不安だし、蒲生さんもわからないので、通訳が欲しい。

日本で聞いてもなかなかいない。

それに、日本から連れていくとおカネもかかります。

そこで、私が以前予防医学の勉強でアメリカに行ったときに通訳で来ていた女性を思い出しました。

その人も予防医学を何年か前に勉強していたし、彼女だったらアメリカに住んでいるから、お願いできないかなと思って連絡したのです。

彼女はその間にニュージーランドとか、あちこち行っていたのですが、ちょうどアメリカに戻ってきている。

それと、そもそも東海岸に住んでいたはずが、西海岸寄りに引っ越していたので近くなっていて、「いいよ」と言ってくれたのです。

すごい偶然が重なりました。
それで通訳を頼んで、合流してジョセフのところに行ったのです。

Chapter 2

開発者
ジョセフ博士（ピークヘルス）
との初対面のとき

上古　ジョセフ博士の話は、「健康とは何か」「病気とは何か」と、基礎から始まりました。

今まで自分が勉強した予防医学の最先端を行っている話が出てくるので、予防医学を勉強している私と通訳の彼女がのめり込んでいき、途中から蒲生さんに訳すのが減ってきたと、後で怒られました。

ジョセフは、「僕は30年間言ってきたけど、みんなわかってくれなかったんだよ」と言っていました。

ジョセフはインド系のアメリカ人で、アーユルヴェーダのファーマシー（薬局）を営んでいるおじさんがインドにいて、休みのときにはインドに行っていらっしゃったので、子どものときからその考えが入り込んでいるというのが一つあります。

また、彼は子どものときからずっと、毎朝5時半に起きてヨガをやっていて、さらにベジタリアンです。

健康のために当たり前に食事に気を遣う生活をしている方です。

ジョセフは、第一次コンゴ戦争（1996～1997年）のときに、国境なき医師団でアフリカに行っています。

多くの人の火傷《やけど》を治すために、インドのおじさんに頼んでアーユルヴェーダ製品のジェルを開発製造してもらい、ドラム缶で4万トン以上、WHOを通じて送ってもらって治療したそうです。サフランオイルとアロエベラとサンダルウッドが入ったものです。

このことがきっかけとなり、世界中の医師や研究者がおじさんの会社に協力するようになりました。

そのおじさんが亡くなったとき、子どもたちはファーマシーを継ぎませんでした。

そのファーマシー（1832年に設立）の名前は、ジョンソン・エンド・ジョンソンと言います。

蒲生　例えば、この写真はジョセフが送ってきたものですが、アーユルヴェーダのジェル製品を赤ちゃんの脂漏性湿疹《しろうせいしっしん》に使った例です。

これが22時間後で、カサカサになって、3日後はきれいになっています。

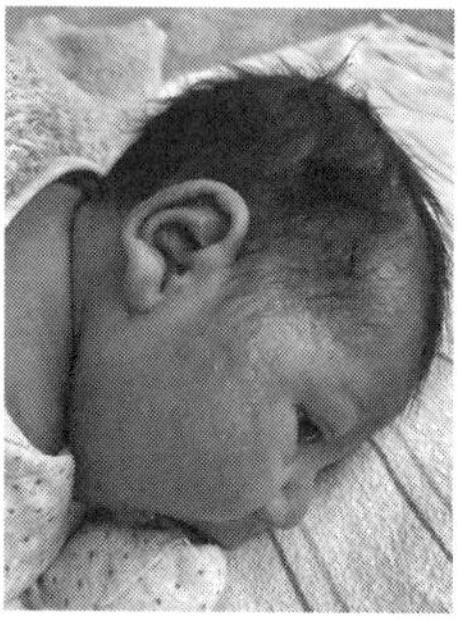

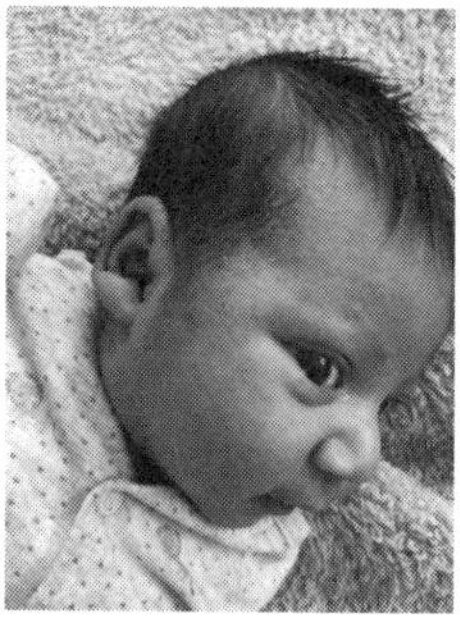

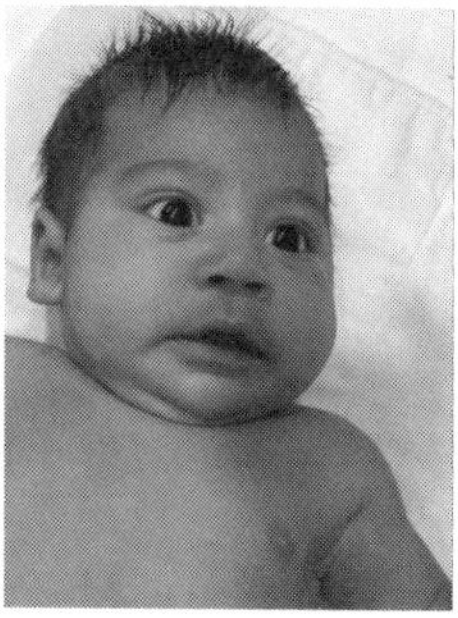

上古　ジョセフはファーマシーにたくさん残っていた、古くから研究されていたアーユルヴェーダの手書きレシピを全部持ち帰って自分用に整理して、A1サイズほどの大きさで、厚さ30センチぐらいの本が2冊で

きました。そして、２００１年にピークヘルス（Peak Health）が設立されました。

ジョセフが笑いながら私に、「患者さんがそこに座って、こういうふうに状態が悪いんだよと言っても、この本の中から探すのが大変なんだよ。それはできないだろう」と言われたぐらい分厚いものです。

昔のレシピをそのまま使ってもしようがない。

現代の病気の分類なり考え方があるわけだから、それに沿ったアーユルヴェーダを自分でいろいろ組み合わせたらいい。

インドというのは、本当にいろんな研究がされていて、実はすごいところなのです。

製薬会社もかかわって研究するけれども、これは何に効く、いいぞとなったところで、例えばいわゆる生薬《しょうやく》系のもの、自然そのものだったら特許が取れない。自分たちのものにならない。

ですから、製薬会社は特許を取るために化学合成するんですね。

そういうことをやっているわけです。

でも、ジョセフはそれは絶対にイヤなのです。

インドの人たちは、研究には興味があるけど、特許には興味がない。

彼は、化学合成をせずに、日本でいう生薬で、今の技術でいいものをつくる。

いつつくっても、いい品質のものが同じにできる、それが彼の出しているアーユルヴェーダの製品です。

つまり現代の薬学と、伝統的なアーユルヴェーダが融合したものです。

徐々《じょじょ》に落ちていった健康を一回戻して、もう一回上げていくんだよということで、ピークヘルス、一番頂点に行く、その人にとってのピークヘルスがあるという考え方ですね。それを言ってくれた。

下っていった坂道を、もう一回上がっていくということです。

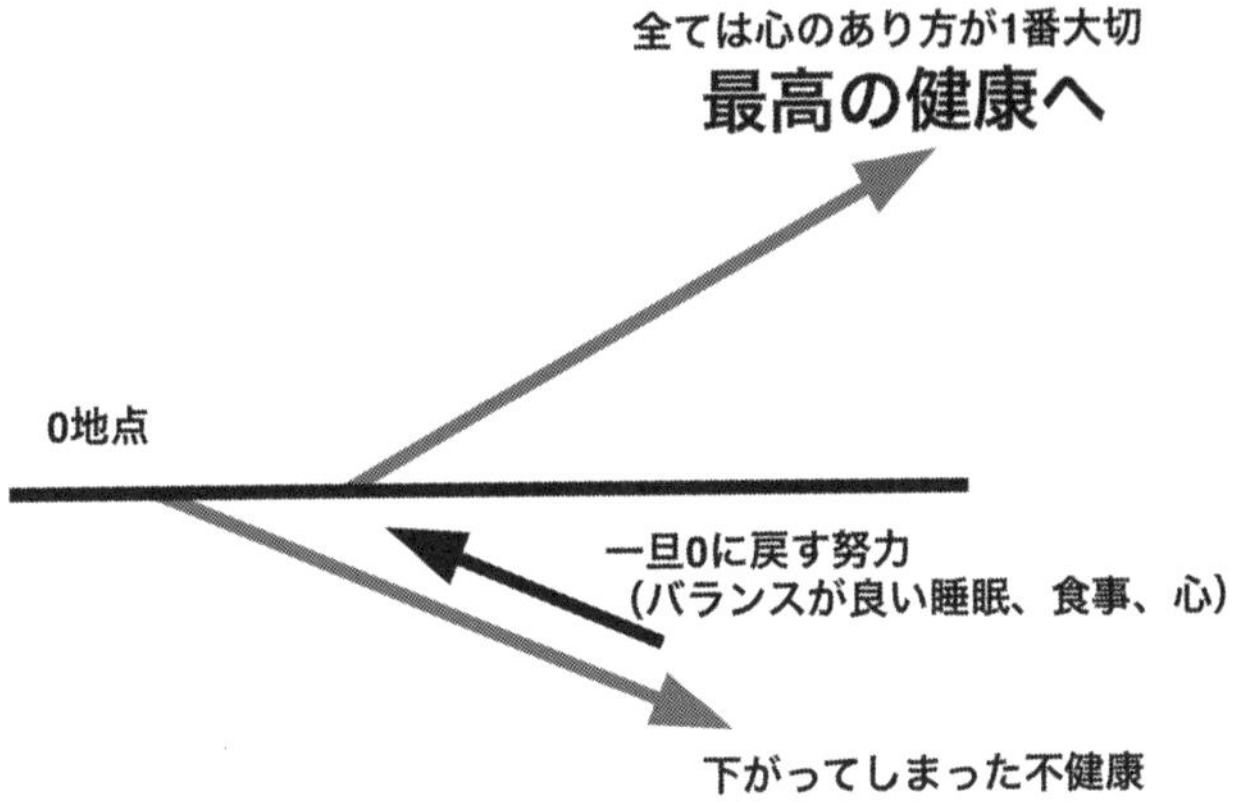

老化とは、骨のつけ根の筋肉寄りの腱《けん》のところがかたくなってくることだという話でした。

実はアメリカの研究は、1980年代、レーガン大統領のときにバンと悪くなりました。

レーガン大統領の方針で、国が研究のためにおカネを出さなくなったのです。

そうすると、お医者さんたちは製薬会社頼みになります。

ということは、製薬会社の言いなりです。

Chapter 3

アーユルヴェーダでの大麻と大麻 CBD の THC 問題

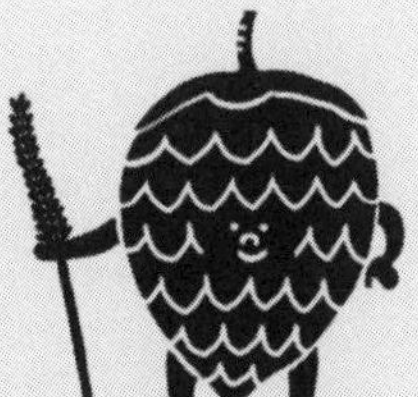

上古　大麻というのはアーユルヴェーダで活用されるものの一つで、ずっと昔から使っているものです。日本でも、産業用大麻以外に印度大麻《インドたいま》という形で戦前は使われていました。

今は政策的、政治的にいろんなことがダメなのです。

何がダメなのか。THC（テトラヒドロカンナビノール・脳に作用し、知覚変化や記憶への影響、学習能力低下などをもたらすとされ、日本ではTHCを含む製品は流通を認められていない）です。

大麻由来のCBDには多かれ少なかれTHCが入っているので、いろんな国で問題になります。

CBDはいいものだけど、THCの問題が乗り越えられないのだったら、大麻ではないいものを探そう。

蒲生さんが探したのと一緒で、ジョセフも、何かないかとずっと探したけど、大したものはなかった。コケとかいろいろあるよと言われても、ホップとヘンプは親戚の品種です。

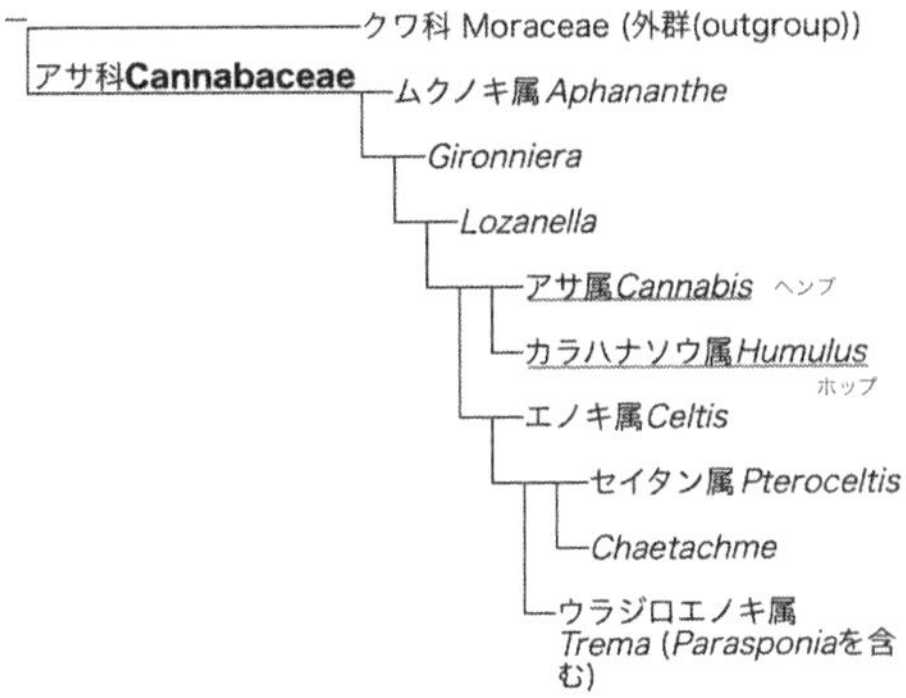

大してとれないものしか見つからなかった。

そうしたら、あるところで、ホップからCBDが出たという報告がありました。

それが魔法のようなのです。

フィールドワークに行ってホップのCBDを固定するのですが、ヘンプはアサ科アサ属、ホップはアサ科カラハナソウ属で、アサ属とカラハナソウ属は近縁種です。

ビールの国ドイツではかつて、ビールの苦み成分に、あるときはホップ、あるときはヘンプを使っていたのを、ビールをつくるのはホップにしましょうとちゃんと決めました。

決めたからこそ、私たちはビールが飲めるのです。

そうでなかったら、ビールは飲めなかったかもしれません。

ヘンプに関しては、いろいろな国で使われていますが、THCの問題があります。

ジョセフは植物学者と一緒に研究しています。

実際にとったものを持ち帰って、どういう品種のホップかというところまで調べています。

ホップは、大きく分けて、あと3種類ぐらいあります。

自生しているホップも、ビールに使われるホップも、植物学的に難しい研究をしたのも書いてありました。

その研究で、野生のある種のホップの中の5%にCBDが入っていた。

100本のうち5本ですから、意外とあります。

1グラムあたり2ミリグラムのCBDが入っているのが見つかりました。

その中には、たくさん入っているもの、THCが含まれていないものがありますが、ジョセフたちは、CBDがたくさん入っていてTHCをつくらないものが欲しいので、品種交配したのです。

その中で、うれしい誤算がありました。

品種交配したら、花にはCBDが1グラムあたり100ミリグラム、葉っぱでも20ミリグラムという、すごい高濃度のものができました。

その中にTHCをつくる酵素がないことを確認しました。

そういう品種ができて、2020年のはじめにやっとアメリカで植物特許が取れたのです。

Chapter 4

奇跡のホップが呼び込んだ奇跡の改善体験！

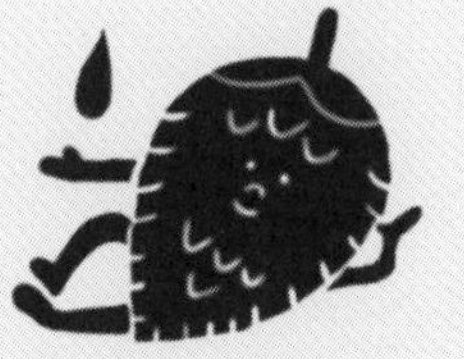

上古　2019年12月、私がまだ病院にいたときですが、朝の出勤途中にジョセフからワッツアップのメッセージがピーンと来て、「すごい、特許が取れたよ」とありました。実際の植物特許の日付は2020年になっています。

そのホップのCBDを使って、まず基礎的なことをします。いきなりがんの患者さんが治りますということはできないから、普通に治療している人にプラスアルファするわけです。

もちろん動物実験はしています。肝がんの患者さんのがんのサイズが縮小してびっくりしたと言っていました。

そんなことがあるのかと思いました。今、CBDが研究されているけれど

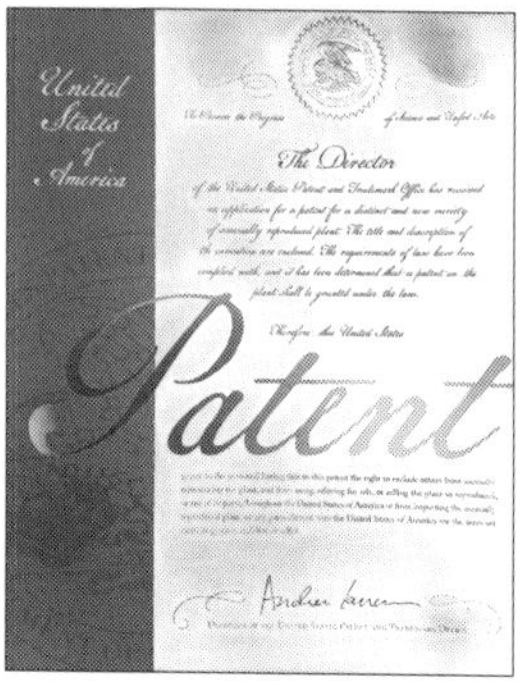

Kriya Hopsの特許証
米国植物特許：USPP31477P3

も、例えば肝がんのがん細胞には、ＣＢＤの受容体が１００倍ぐらい出ていることがわかってきています。

アメリカに行ったとき、がんのことも含めて、いっぱい話を聞いて帰ってきました。

蒲生　お土産もいっぱいもらってきました。

ジョセフの仮オフィスのテーブルに商品がいっぱい並んでいる。見たことないな、これはなんだろう？　と思いました。

話が終わったら、「欲しい？　必要なら、なんでもいいから持っていって」と言われました。

上古　さっきお話ししたコンゴ戦争の火傷が治ったというジェルは、サフランとサンダルウッドとアロエベラなので、ムチャクチャいいにおいがするのです。持って帰りました。

蒲生　あれはたまりませんね。

塗った次の日の朝、赤ちゃんの肌のようにツルツルです。
通訳した人も、仕事はそっちのけで、「これ欲しいの」と、みんな持っていっちゃった。

上古　交通費だけお支払いしていたから、通訳料がそれになったという感じでした。

そのときは興奮しきりでした。

ジョセフがいろいろ話してくれた中に、ホップのCBDができて、いろんな研究の話がありました。

一気にたくさんの話を聞いたので、私の中でまだ咀嚼《そしゃく》できない。「モノクローナル抗体がすごいんだよ」と言われても、よくわかっていないので、「ああ、そうなんですね」と聞くだけです。

だから、勉強はしたけど、みんなに聞かれても答えられない状態でした。

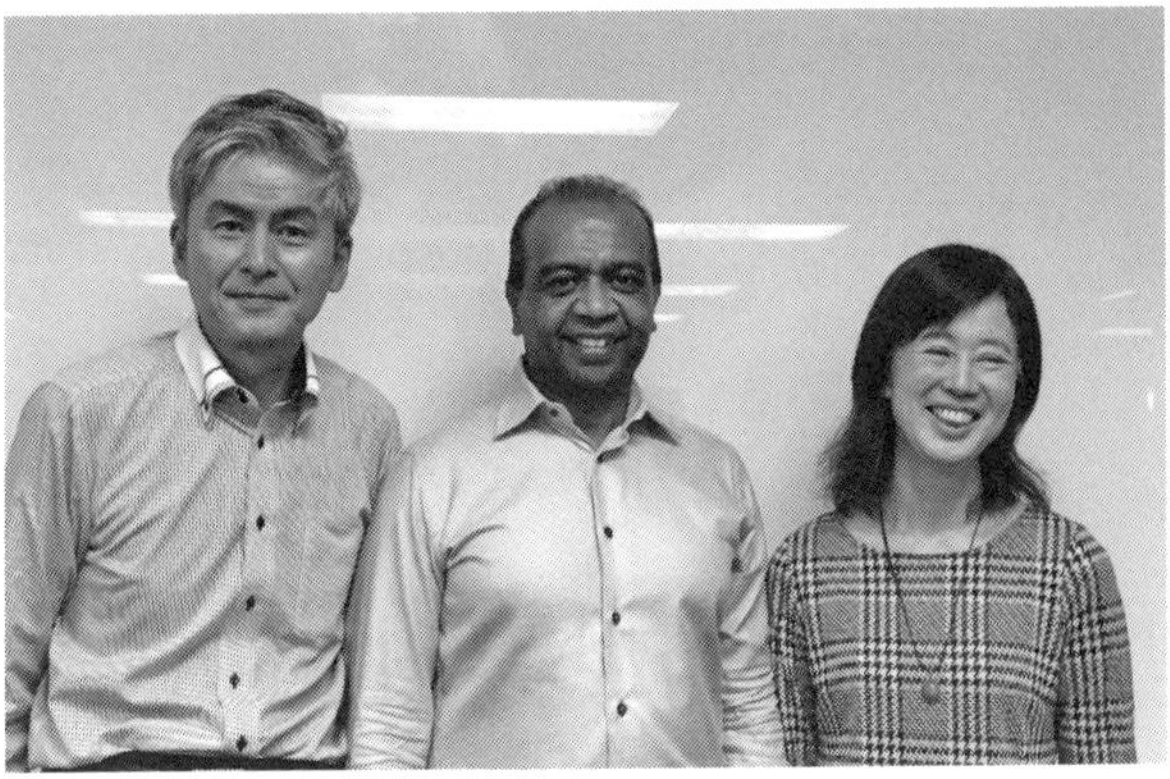

2019年12月、ボミ・ジョセフ博士との初対面の席で
（右・上古眞理氏、左・蒲生展之氏）

実は、蒲生さんの知り合いに乳がんを放置している方がいて、普通のオイルは使っていました。

写真を見せて、「こういう状態なんだけど、どうしたらいいの」と聞いたら、これを使ったらいいよというアドバイスも、そのときにもらって帰ってきたのです。

タブレットを譲ってもらって、それを飲んでくださいというのが一番最初で、オイルからタブレットになりました。

その方は、まず初期乳がんと診断されて、お医者さんに、手術、抗がん剤、放射線治療というメニューが立てられました。

家に帰ってよく考えて、三大治療はやりませんと言ってそのままばらく放置していたら、お父さんが亡くなり、お母さんの介護もあって、ストレスでがんがバーンと悪くなりました。

そこで温熱療法を開始しました。

そのときは乳房が腫《は》れてガチガチに固まって、リンパ節は腫れている
し、特に夏場は外から見てもわかるぐらいでした。
そんな状態のときに私たちとのかかわりが始まりました。
ＣＢＤもそうですし、オイルを塗ったり、いろんなことをやりました。
今、その方は、リンパ節の腫れとか体のしんどさ、痛みが取れてきて
います。彼女は診断されたとき以後一度も病院に行っていません。
よく話を聞いていくと、おそらくステージⅣで、絶対にあちこちに転
移していて、胸も癒着していて、写真を撮れば見えるけれども自分では
見えないところがある。
いろいろやっていると、患部の変化も起こってきますが、それよりも
何よりも自分が元気になります。
元気になるのですが、自分の生活もあるし、お母さんも悪くなったり
するのでムリをして、行きつ戻りつしています。

ずっとタブレットを飲んでもらっていたら、あるとき、患部から膿《うみ》のようなものが出てきました。

彼女も自然治癒の本を読んでいるから、慌《あわ》てることなく、あ、なったんだ、という感じです。


蒲生　患部から、白っぽいものから緑っぽいものまでどんどん出てきました。

すごいにおいです。

その後にちょっと体調を崩したのですが、がんも小さくなってきて、全体に柔らかくなってきたようで、がんで2倍の大きさになっていた乳房が徐々に小さくなってきたそうです。

上古　オイルをタブレットにしたことで一回加速して、今回、水溶性が入ってきたので、それをすぐに分けてあげたら、すごく効果があったようでした。

蒲生　花が開いたドームみたいなものがしぼんできていますが、時間がとれなくて、なかなか写真を送ってきませんでした。

ジョセフが言っていたのですが、ＣＢＤで乳がんの細胞がアポトーシス（細胞自身が持つ自死プログラムを発動させることで起きる細胞死）を起こして出血することがあると。

だから、一般の素人が、ジョセフのタブレットや塗るものをやって出血したときが本当に怖いので、これはお医者さんじゃないとムリです。

だから、上古先生がいろんな人たちにアドバイスをしているのです。

上古　私は医者として、がんは避けてきました。

なぜなら、化学療法で抗がん剤を使いたくないからです。

でも、病院を辞めてから、がんの方にかかわるようになってしまいました。

この方以外にも、実はがんの方が何人も来ているのです。

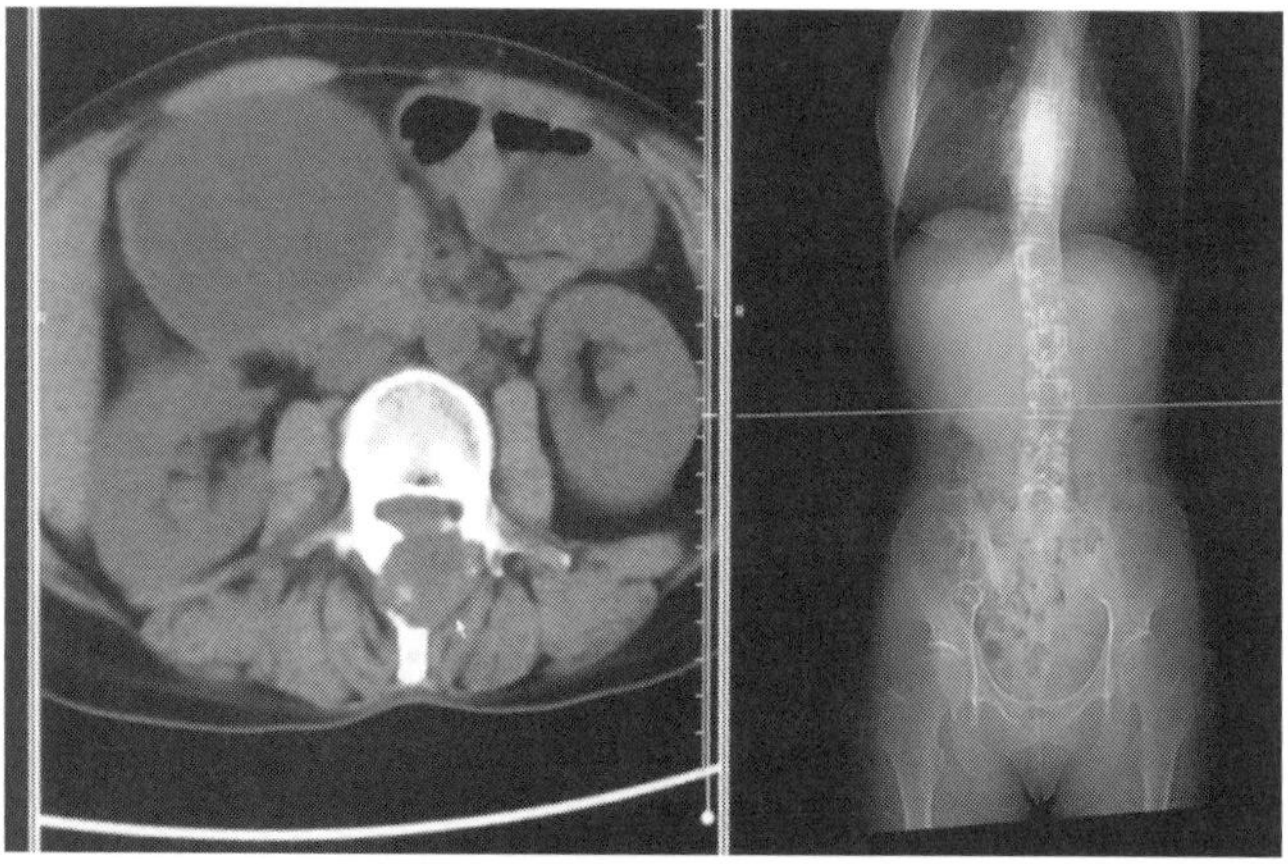

胸椎、腰椎の骨転移が見られています

もう一人の方も乳がんでホップCBD、オイルだけでだいぶよくなったそうですが、しんどいということでかかわることになりました。その方はもっと壮絶です。

歩けなくなっていたのが、オイルでよくなったとまず聞きました。

私たちがタブレットを分けてあげてチョコチョコ飲んでいたのですが、1年後、患部から出血して、止まらないので病院に行って、お医者さんが5人がかりでやっても止まらなかった。

あまり出血すると血圧が下がります。

がんになって4年ぐらいたっていました。

小学生の子どもがいる40代の人ですが、主治医が「末期です。もう手の施《ほど》しようがありません」とあきらめて、何もしません。

２０１８年11月には、がんの全身転移で緩和ケアしかできないと説明を受けています。

蒲生　一度患部を見せてもらいましたが、あまりの酷《ひど》さにびっくりしました。

上古　彼女は、化学療法も治療も全部やって、骨転移もした後に気づいて、今は何もやっていません。

血圧も70ぐらいまで下がっているので、すぐそばにトイレがあっても行くのも大変ですが、医師は点滴もしてくれない。

意識はあるので、私に連絡してくるのです。

「今、主人が呼ばれて、主治医から『どこで死にますか』と言われていると思う」と言ってきました。

まず水を入れないとどうしようもないから、「夜になって当直医になってから言いなさい」と言ったのです。

主治医じゃないから、当直医の先生だったら点滴をしてくれるかもしれない。

ただ、「点滴」じゃなくて、「生理食塩水を点滴してください」なんて言うから、看護師さんに「は？」と言われたそうです。

でも、点滴をしてくれて、そこから少しずつ回復してその後、退院しました。

もちろんＣＢＤとかもこっそり入れているのですが、まず水を入れなきゃいけない。

それ以降、なんだかんだあっても生活できています。

蒲生　「もたないよ」と言われたのに、今も歩いています。

骨転移したので、背骨が溶けて、ちょっと曲がっていますが、骨にも受容体があると聞いていたので、ひょっとしたらうまくいくかもしれないと期待していました。

上古　彼女自身治っているわけではないのですが、仕事のこと、おカネのこととか、その間いろいろトラブルがありました。

そうなると、ご主人もうつ状態になってくる。かといって、私たちがどうこうできることでもない。

彼女が入院したときに知り合いの乳がんの専門の先生に聞いたのですが、「4年だったらしようがないよ。寿命でしょう」と言われて、逆に、ああ、そういうものなんだなと思いました。

私が内科医でずっといろんなことを診てきた中で、すごくむなしい思いをしました。

Chapter 5

悪性リンパ腫の
2人の患者さんの
2つの結果!

上古　もう一つ印象に残っているのは、悪性リンパ腫の２人の患者さんです。

お一人は、はじめに患者さんの奥様と出会いました。

奥様はオイルのことをご存じで、ご主人が２回目の悪性リンパ腫になって、化学療法もするけれども、使いたい。

だけど、ずっとタブレットだと高くなるから、化学療法で入院したときはタブレットを飲んで、退院したらオイルを飲むことにしました。

化学療法は５クールありますから、ほぼ毎月入院します。

最初にＣＢＤを飲み出したときは、化学療法をやっても免疫が下がらないので、お医者さんに「白血球がなかなか減りませんね」と言われた。

定期的に買われているので、「どうですか」と聞くと、「すごく元気です」という話でした。

ちょうど新型コロナが流行《はや》ったときなので、肺炎になっても入院させてもらえませんでしたが、最終的には入院されて、２～３週間して退院してこられました。

大丈夫かな、さすがに無理なのかなと思っていたら、年が明けて２０２１年の１月ぐらいに「寛解《かんかい》したと言われました」と、すごくうれしい報告がありました。

奥様とはずっとやりとりをしていたので、「ある程度免疫を上げておくために、治ってからも少しずつ飲んでおいたほうがいいよ」と伝えていて、今はカプセルを続けていただいています。

奥様も、風邪を引きかけても飲めばすぐ治ることをご存じなので、ご主人のために買ってあるのをご自分でも飲むそうです。

もう一人の患者さんも、同じころに悪性リンパ腫の診断を受けた方でした。

私の友人であるお医者さんの親友で、その方もお医者さんです。

私の友人はCBDがいいものだとわかっているので、「親友が悪性リンパ腫と言われから勧めたんだ。開業している消化器の先生で、とても優秀なんだけど、本人は抗がん剤にかけるよと言っている」。

数カ月たってからまた連絡がありました。

「あいつ、抗がん剤でボロボロになっている。そうなったところでCBDを試してみようかなと言うから、ダメかもしれないけど、いい？ LINEをつなぐよ」と言われて、ご本人と話をしたら、奥様も参っていらっしゃって、「飲んでみますか」と言って、飲んだら、逆に「しんどい、もう飲めない」と言われました。

そのときに、「悪性リンパ腫にはいろんな細胞系があるけど、ご主人はどういうのですか」とお聞きしたら、前述の男性患者さんと同じでした。

はっきり年齢を聞いていないけれども、年のころは同じぐらいの男性です。

その方とは何回かやりとりしたのですが、しばらく返事がなかったので私も心配になって、友人に「どうなった」と聞いたら、「僕にも最近連絡ないから、聞いてみるわ」と言っていました。

親友のことですから、彼も気になります。

年が明けて2月、「亡くなりました」と連絡がありました。

蒲生　あのとき、同じようにとっていたら……。

上古　お医者さんだから、おカネがなかったわけではない。

お医者さんとか男性というのは、あれもこれもやったら、何が効いたかわからなくなるからやめておこう、そういう考えをしてしまうのでしょうか。

女性は、いいものだったらなんでもやっちゃえという傾向がある。

それが違うほうに行っちゃったということです。

その方が亡くなるより前のことですが、その私の友人の先生がうちの事務所に来られて、蒲生さんもいて、話をしていたら、私のＬＩＮＥがピコピコ鳴ったのです。

いつもなら人と話をしているときは見ないのですが、気になったので見たら、「うちの家内が乳がんの末期で、もうダメみたいです」と。

そのＬＩＮＥの主は、私の後輩ドクターでもあり、その奥さんを私はもちろん知っているのですが、そこにいた先生は奥様同士がママ友で、お互いに全部知っている人だったので、思わず「先生、〇〇先生の奥さんが……」と伝えました。

いつもはその後輩ドクターではなくて奥さんに連絡をとっていたのに、1年ぐらいまったく連絡をとっていない間に末期の乳がんになって、亡くなられた。

会いには行ったのですが、意識もなく、すでに何かをしてあげられる状態じゃない。
結婚する前どころか、まだ2人がつき合っていないときから知ってい
る人だったので、すごいショックでした。
してあげられることがあったのにできなかったことが残念でした。
いろいろやっている間にはそういう経験もしました。

蒲生　すごく悔しかったね。

上古　実は、うちのおじにも使ったのです。
おじは認知症が若干入っていたのですが、シルバーカーで勝手に散歩
に行って、ふと気がついたら川の中に転落していたのを、近所の人が見
つけてくれて助かったのです。
でも、そこから悪くなってしまいました。
そのときはまだオイルのときで、私は近くに住んでいないけれども、
使ってあげたい。

主治医がうちの弟だったので頼んだら、「それは僕にはできない」と断られたので、おばといとこに頼んで、彼女たちが行っているときだけ口の中に入れてくれて、亡くなる数日前までなんとかしゃべることができた。

寿命だったんだろうけど、後でおばたちに「あれでよかったと思うよ。ありがとう」と言われたので、よかったと思いました。

うちの弟もそうですが、お医者さんにわかってもらうことの難しさをすごく感じています。

私たちはどこへこれを広めていくのか、そこが問題です。

Chapter 6

一番品質のよい
CBDを
探してみたら……

上古　ＣＢＤのことについてちょっとお話しします。

まず、ジョセフ博士の研究の話からです。

彼はオハイオ州立大学で博士号を取っています。

彼の研究は「細胞膜表面のＧタンパク質受容体へのリガンド結合」、つまり、Ｇタンパク質受容体にくっつくいろんな物質の研究です。

この研究をたまたま彼がしていたことが、今のいろんなことにつながっているのです。

ＣＢＤの受容体、ＣＢ1受容体とかＣＢ2受容体は、Ｇタンパク質受容体のグループの一つです。

受容体にはいろいろあるのですが、彼らが研究したのは同じグループの受容体でした。

それがこの研究が進むキッカケになったと思います。

そうでなければ、そんな専門的なことは知りません。

そこが、今のKriya Hopsという、いいものができたことの一つの要因です。

だからCBDがたくさん入ったKriya Hopsという物質を花から抽出できたといっても、そこまでです。

その一つ上にいけたのは、化学式がわからないと難しいのですが、ちょっとした結合の変化で異性体になったり、化学式を少しだけ変化させて合成のCBDができます。

少しだけ変化させる場合は、分子量（重さ）は変わらないのです。

Cが何個、Hが何個と書きますが、それ自身は変わらない。

だけど、化学式を書いたらちょっと違う。

それを本当に見ようと思ったら立体構造を見る必要がありますが、立体構造が変わったということしかわからない。

例えば、これはTHCが入っているとか入っていないとかいうのは、

植物での合成

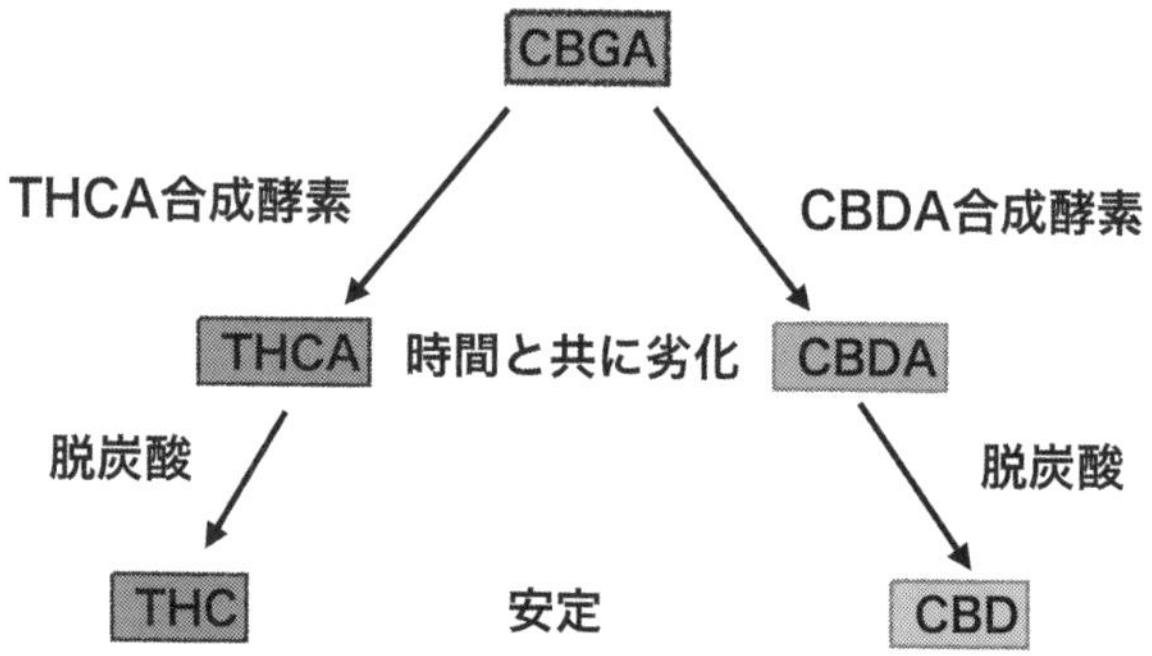

重さで見ます。

天然のCBDは、どこに二重結合があって、どういう形かという3次元構造がある。モノクローナル抗体というのは、その天然のCBDだけにくっつく抗体ということです。

ジョセフは、CBDにではなくて、天然のCBDだけにくっつくモノクローナル抗体をまず開発したのです。そうすると、天然のCBDがあるかないかがわかります。

CBDという物質は、自然界にコロコロ転がっているわけではない。

天然の CBD は、どこに二重結合があって、どういう形かという３次元構造がある。

モノクローナル抗体というのは、その天然の CBD だけにくっつく抗体ということです。

ジョセフは、CBD にではなくて、天然の CBD だけにくっつくモノクローナル抗体をまず開発したのです。

そうすると、天然の CBD があるかないかがわかります。

CBD という物質は、自然界にコロコロ転がっているわけではない。
大麻の中に CBD が入っているわけでもない。
CBD の前駆体（CBD になる前のもの）しか入っていません。
出してきて自然に置いておくとか、タバコのように熱をかけたりすると、THC になったり CBD になったりする。
それが安定するのです。

大麻の中にCBDが入っているわけでもない。

CBDの前駆体（CBDになる前のもの）しか入っていません。

出してきて自然に置いておくとか、タバコのように熱をかけたりすると、THCになったりCBDになったりする。

それが安定するのです。

CBDを取り出すときに、乱暴に扱うと、天然のCBDではなくて、異性体、二重結合がちょっと変わったようなものが入ってくることがある。

それがわかってきた。

だから、実際にどうなっているのかを見ないと、CBD100%だ、九十何%だというものが、本当に天然のものだけなのかはわからない。

3次元構造しかわからないものは簡単にわからないので、そこだけにくっつく標識（モノクローナル抗体）をつくったのです。

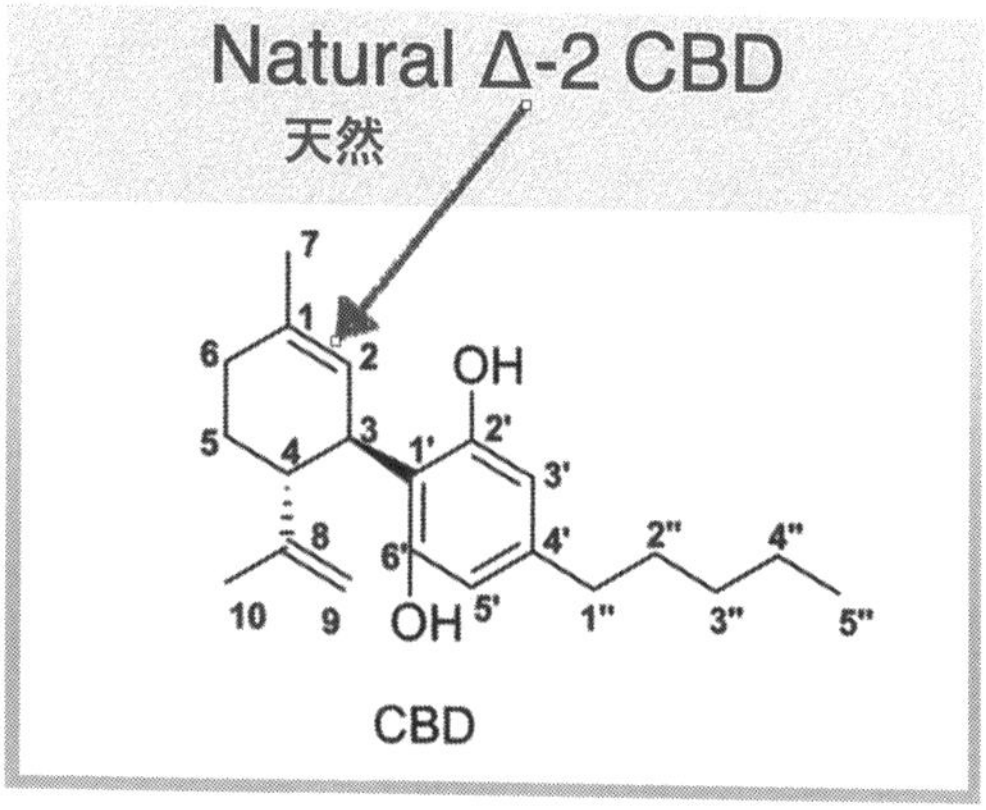

CBD は主に CB2受容体にくっ付きます

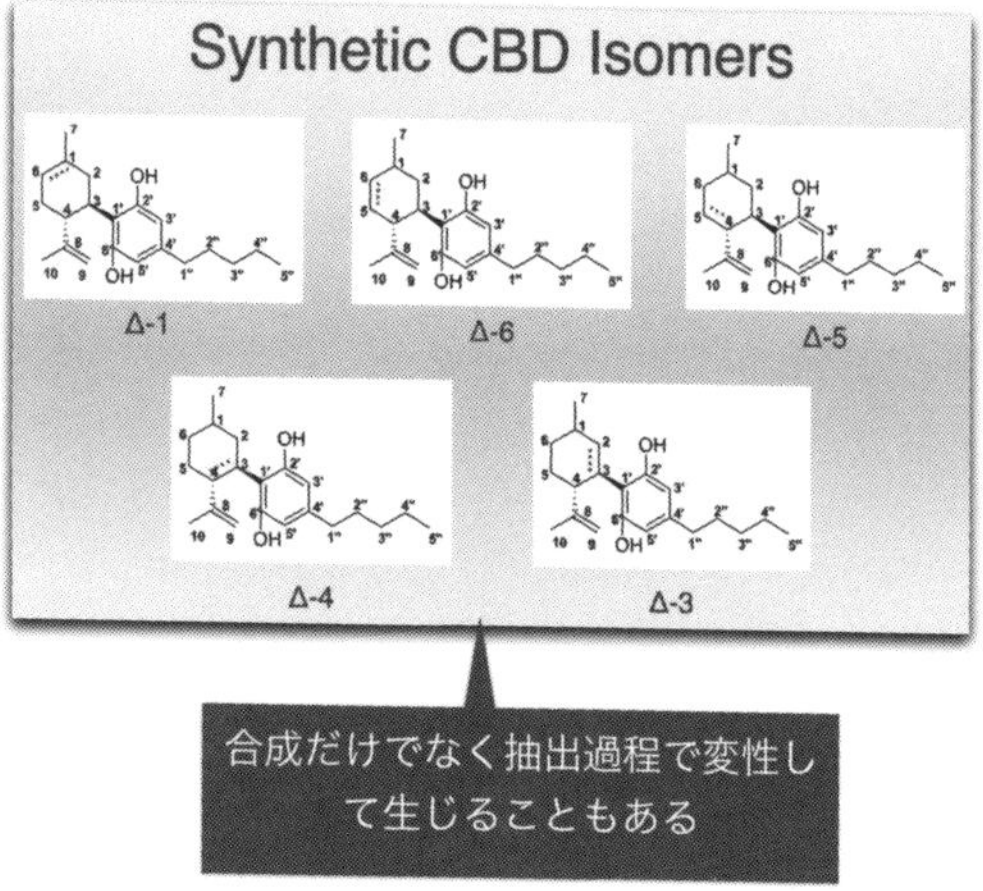

天然の CBD と異性体

それをつくることで天然のものだけをとれるようになったことが一つです。

もう一つは、ＣＢＤという物質が体の中に入ったときに反応しないといけない。

それが前述の受容体というものです。

受容体にくっつかない限り反応しないわけだから、受容体にどれぐらいくっつきやすいか。

くっつきやすさを簡単にはかるための決まった方法がありませんでした。

今は研究が進んでいて、実験的に細胞膜にＣＢ２の受容体をつくれるのです。

それにＣＢＤがどれだけくっつくか。

ＣＢ２にくっつくほかの物質にどれぐらい親和性（くっつきやすさ）

があるかを調べる方法はあるのですが、それは実験的なものなので、費用も時間もかかるものです。

だったら何をするか。モノクローナル抗体に反応することが、CB2受容体に反応することと相関があるのかどうかということを実験して、ちゃんと相関があることを確認した。

それで、モノクローナル抗体を使って調べることが、CB2の受容体の親和性とちゃんと相関があるという実験をしたのです。

CB2の受容体にどれぐらい相関があるかというのは、親和性とは言えないので、それをバイオアクティビティ（生物活性）という形にしたのです。

まずジョセフは、アメリカ、インド、中国、チェコ産の48種類のヘンプのCBDを使いました。

花序（花）、葉柄、頂芽、葉、茎の部分部分でどういう生物活性にな

ヘンプ植物の生物活性

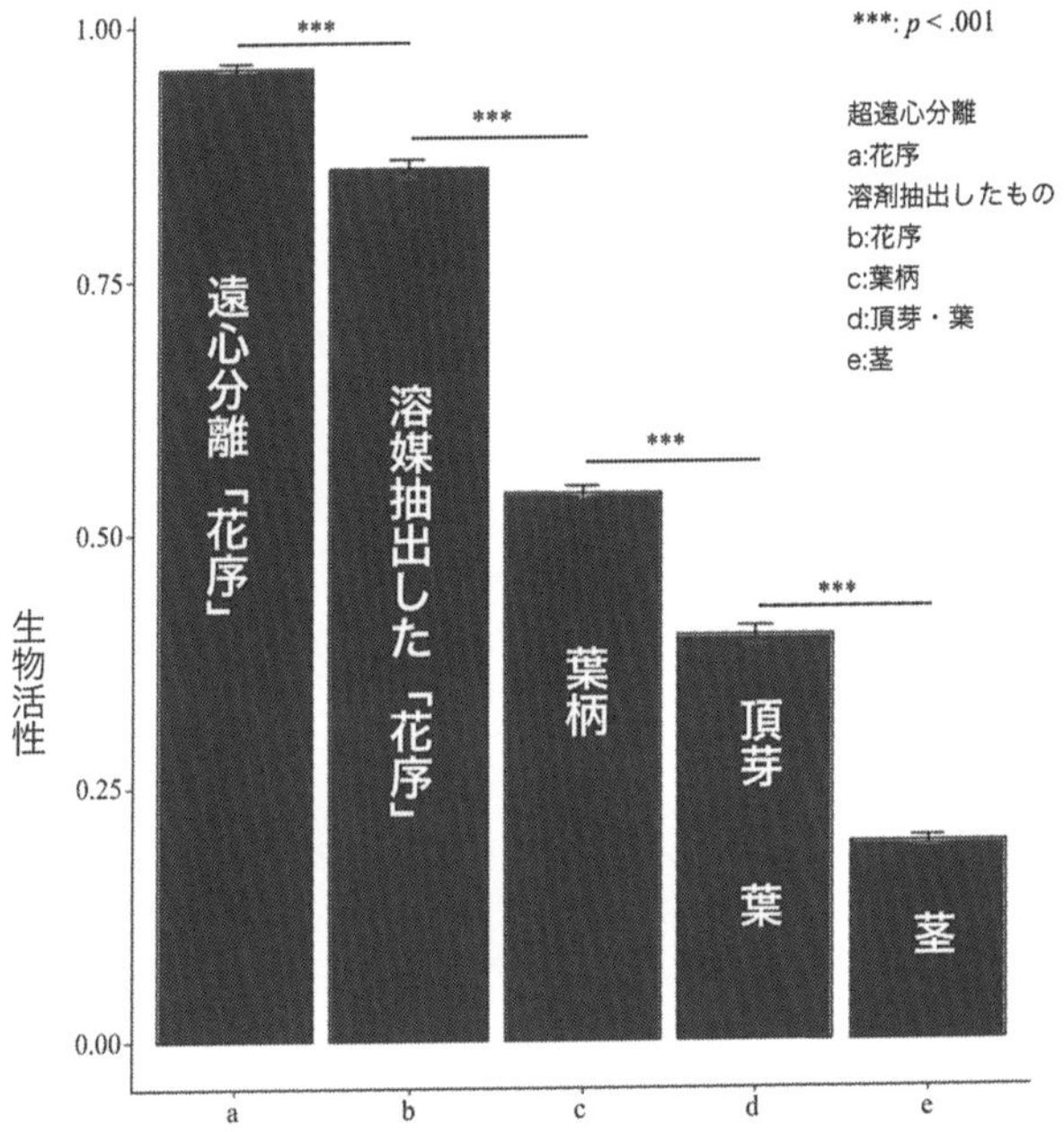
***: p < .001
超遠心分離
a:花序
溶剤抽出したもの
b:花序
c:葉柄
d:頂芽・葉
e:茎
生物活性
1.00
0.75
0.50
0.25
0.00
***
***
***
***
遠心分離「花序」
溶媒抽出した「花序」
葉柄
頂芽 葉
茎
a
b
c
d
e

っているかというのをはかりました。

花序に関しては、超遠心分離で一番いいのがとれるのですが、それは実験的なことで、実際の製品にしようと思うと大変なので、エタノールを使った溶媒抽出《ようばいちゅうしゅつ》という方法をとります。

そうすると、CBDの生物活性は花が一番高く、茎が一番低いという結果が出ました。

では、Kriya Hopsはどうだろう。

同じ実験をしたら、同じように花が一番高くて、茎が一番低いというデータが出ました。やっぱり花がいい。

ヘンプのCBDも、THCはちょっと入っているかもしれませんが、いい調整をしたら生物活性が高いものができるはずだから、何がいいかを見つけようと思ったのです。

「ここの製品はいいよ」と言ってあげたら、売れるじゃないですか。

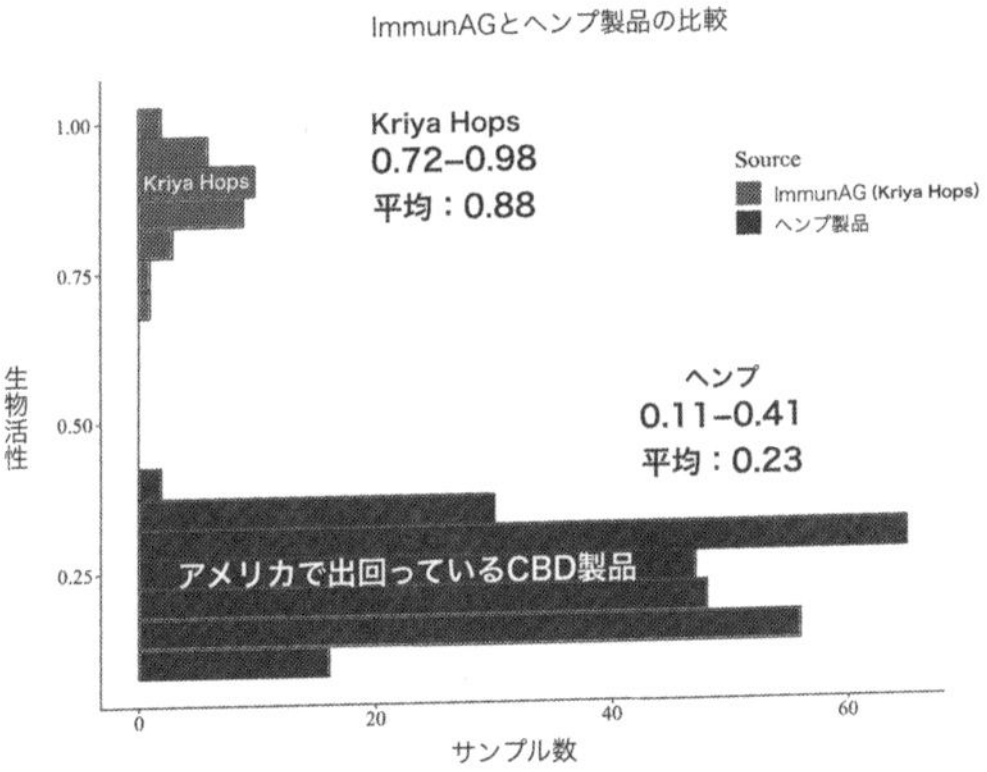

H. Kriya ベースの ImmunAG は、ヘンプの市販品に比べ、すべてのサンプルで高い生物活性を示している

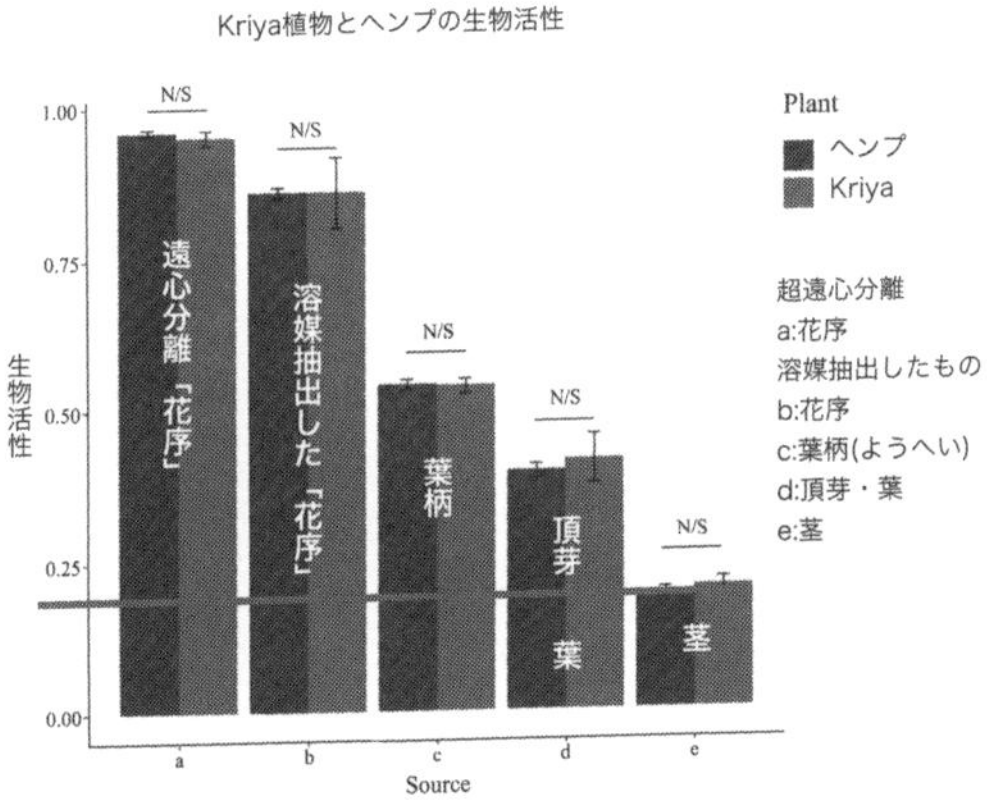

ヘンプと Kriya Hops の生物活性

アメリカで手に入るＣＢＤ製品を持ってきて調べたら、一番低いのは0・11、一番高くても0・41、平均0・23、花序だけを使っているKriya Hopsのほうは0・88でした。

アメリカは部位規制がありません。それなのにこの結果は、どう考えても花はほとんど入っておらず、葉や、茎がたくさん入っているということ。

ジョセフが心配したのは、こういうものを医療用や研究用に使うと正しい結果が出ないということです。

Chapter 7

生物活性、CB2受容体の親和性の検査のこと

上古　2021年に、生物活性というか、CB2受容体の親和性を調べた報告がありました。

それはKriya Hops は使っていません。

ほかの植物でCBDの代わりに使えるものがないか検討したものです。ここでは、市販のCBD（3種類）、コパイバ精油、オランダセンニチエキスなどを使っています。

市販のCBD製品のCB2の親和性は低く、ほかの植物性カンナビノイド成分のほうが高いという結果が出ています。この3種類のCBDの結果もかなりばらつきがありました。

シカゴ大学が2020年2月、学術雑誌「Science Advances」にCBDが新型コロナに使えるという論文を出していますが、このときに天然のCBDで、かつTHCが入っていないものとしてKriya Hops が使われています。

ＣＢＤを使うならＴＨＣが絶対に含まれていないものがよいので、ヘンプ由来は候補から外れると彼らは言っています。また、市販のヘンプＣＢＤオイルについての言及では、品質に非常にばらつきがあることも指摘。

また、ベイプ（ヘンプＣＢＤオイルを使った電子タバコ）は健康によくないとも書いています。

蒲生　これが現実です。

上古　エビデンスはどうなのか、どんな論文が出ているのかとよく言われますが、みなさんは論文の仕組みを知らないのです。

論文が載る学術雑誌といっても商業雑誌ですから、こういうものはアクセプト（承認）しないので、なかなか載らない。だから自分たちでジャーナルを作って掲載したのです。

それは米国議会図書館にも保存されています。科学的論文という証拠です。

それを調べずにウソだと言われました。

フェイクニュースの嵐でした。

こういうヘンプのことを言えば、不都合な事実です。

シカゴ大学の論文が載ったということは、こういう意味で大きな進歩です。

蒲生　ヘンプが入ってきた当初の活性度は高かったのですが、どんどん悪くなっていった。

上古　ヘンプ業界のことを言うと、私たちが実際にCBDのことを始めて、日本に最初にヘンプのCBDを入れた人たちの一人とつながりました。

ずっと裏方をされている方で、今も製品開発をやってくださっているのですが、その方に話を聞いたところ、「最初に入ってきたCBDはす日本に最初にヘンプのCBDを入れた人たちの一人とつながりました。

その方に話を聞いたところ、「最初に入ってきたCBDはすごくよかったんだよ」と言われました。

みんなびっくりしたそうです。

あまりに効くので、先生たちも、これだったら患者さんにも使いたい。

しかし、どんどん品質が下がった。

なぜか。

ごくよかったんだよ」と言われました。

みんなびっくりしたそうです。

あまりに効くので、先生たちも、これだったら患者さんにも使いたい。

しかし、どんどん品質が下がった。なぜか。

最初に入ってきたCBDは、各国の法律に沿ったTHCが入った製品です。THCが絶対に入っています。

ですから、税関なり厚労省では、THCが入ったら困るということで検査が厳しくなるのと、お医者さんが使うのに、もし捕まったら大変だからTHCが検出されないようにしろということになった。

ある会社のサイトを見たら、THCを取り除くために、「何回もいろいろやっています」と書いてあります。

5回とか6回とか、わざと回数を書いて、うちのはTHCを除いているから大丈夫だよと。

でも、それをすることによって、普通に考えたら絶対に品質が低下します。

もう一つは、私たちがつながったヘンプCBDの方は、ちゃんとアメリカに行って製造工場を見てこられたのですが、日本のためだけに茎を取るなんていうことは絶対できないと言っていました。

全部がゴチャゴチャになっているから、まず茎だけを取り出すことはあり得ない。

今回の大麻取締法改正の会議の順番を見ていくと、国側はまず、部位規制を撤廃すると言ってきました。

だけど、今の話と総合すると、部位規制（茎と種だけ）をやっていましたというのは建前かもしれませんね。

ですから、今までの部位規制はなきがごとしでした。

法律では、大麻の成熟した種と茎しか使ってはいけません。

でも、ＣＢＤに関する法律はもちろんない。

ＣＢＤは大麻からしか取れないというのが大前提にあります。

そして、大麻の部位で使っていいのは、成熟した種と茎です。だから、茎から取ったＣＢＤなら使ってもいいということだったのです。

しかし、そこでＴＨＣが検出されたらダメですよという法律がありま
す。

ところが、ＴＨＣが検出されてはいけないと書いてあるだけで、何％以下ということは一切書いてありません。

ＴＨＣを検出してはいけない、何％と書いていなかったら、これから検出する機械がよくなれば、ＴＨＣは検出できるわけです。ＣＢＤとＴＨＣを完全に分離することはできません。ヘンプでＴＨＣゼロは不可能です。

最近でもＴＨＣが検出された事例があります。

大麻の部位で使っていいのは、成熟した種と茎です。だから、茎から取ったCBDなら使ってもいいということだったのです。

しかし、そこでTHCが検出されたらダメですよという法律があります。これから検出する機械がよくなれば、THCは検出できるわけです。

CBDとTHCを完全に分離することはできません。ヘンプでTHCゼロは不可能です。

蒲生　合わない人なら、THCがちょっと入っているものを使っただけで狭心症っぽくなります。

キューッとくるので、恐ろしいですよ。

上古　その当時、勤めていた医局の秘書さんに「いいよ、これ」と勧めました。

薄暗いところでずっとコンピュータに向かって仕事をしているので、目がスッと見えるようになって気持ちいい。

最初にヘンプのCBDをポンとあけたときに、脈が速くなったみたいで、「先生、苦しい」と言われたのです。

私もいたし、一瞬でおさまったのでよかったのですが、Kriya HopsのCBDになったら、そういうことは全然なくて、視界が明るく楽になって、今年は花粉症が全然出ないと喜んでいました。

その当時、勤めていた医局の秘書さんに「いいよ、これ」と勧めました。最初にヘンプのCBDをポンとあげたときに、脈が速くなったみたいで、「先生、苦しい」と言われたのです。私もいたし、一瞬でおさまったのでよかったのですが、Kriya HopsのCBDになったら、そういうことは全然なくて、視界が明るく楽になって、今年は花粉症が全然出ないと喜んでいました。

Chapter 8

最初すごく効いたヘンプCBDを抑え込んだ規制とネガティブ・キャンペーン!

上古　最初に入ってきたＣＢＤはよかったのに、どんどん悪くなった。

一説には、安倍元首相のために奥様が持ってきたという話もあるのですが、どこまでが本当か。

ＣＢＤとＴＨＣが分離できないことは、ＣＢＤ業界のちゃんとした会社は知っています。

その人たちが主になって、結局分離できないから、大麻取締法をちゃんとしてくれ、そうじゃないと安心してＣＢＤが使えないという話を持っていって、今、動いているのは確かです。

それを彼らは正当に言っています。

その結果２０２２年9月29日に厚生労働省は、大麻取締法改正についてのとりまとめ素案をホームページに公開しました。

ただ、彼らも、前述のバイオアクティビティ（生物活性）の話は知りません。

なぜ彼らが知らないのかということの一番の原因は、ある先生がフェイクニュースをそのまま流したからです。

というより、アメリカでフェイクニュースが流れたのです。

２０１９年３月に予防医学の勉強でお世話になったアメリカ人の医師から連絡がありました。

アメリカでのＣＢＤ事情について意見を交換していたのですが、そこで私がホップのＣＢＤがあるのだけれどと言ったところ、最初興味を示してくれました。

その後、君はこの記事を読むべきだと言って、ホップＣＢＤが嘘だという記事が添付されてきました（現在は削除されているので読み返すことができないのですが）。

続けて、ジョセフ博士とは全然違う人の顔写真とともに、過去に懲役刑を受けているという記事を送ってきました。そしてある科学者の名前を出して、彼の研究を盗作していると書いてあると伝えてきました。

この記事については裁判が行われ、掲載していた会社は記事をすべて消していますが、その後、記事を書いたライターがまた裁判を起こしています。

それとは別に、アメリカでは、ジョセフがKriya Hopsについて説明した動画について、その内容よりも、使われている写真がおかしいという内容の投稿が出ました。

それを日本語に訳したものが、ある医師の監修する日本のブログに掲載されました。

その最後に、当時日本で販売している会社の方に見せて見解を求めたが答えがなかったと書いてあります。

蒲生　ジョセフ博士のところには問い合わせはされていないようです。
誰でもそんなブログを読むと不信感が出るのは当たり前です。

上古　私も一抹の不安を感じた事実は拭えません。

その年の12月にジョセフに会いに行って、実際に本物のKriya Hopsの写真を見せてもらったり、ホップの花序、フリーズドライした花序、抽出したばかりのＣＢＤなどを見せてもらいました。

考えてみたら、植物特許を取った植物が栽培されている場所や実際の写真を、誰が見るかわからないようなところに公開するはずがありません。盗んで栽培しようと考える人が出る可能性が高いですから。

Kriya Hopsの植物特許が出たのは２０２０年になってからです。

それ以前の記事ですから、証明できないという記事が出たとしても仕方ないかもしれません。

ある人が、あのブログ監修者の医師は、いまだにホップＣＢＤを疑っているよと教えてくれました。

また、２０２２年になってから、その医師のＺｏｏｍ勉強会で、ホップからのＣＢＤってどうなんですか？　という質問が出たそうです。

そのとき、その医師は、先のブログの記事を紹介して読むように言ったそうです。

非常に残念なことです。

蒲生　彼が実際にジョセフに会いに行っていたら全然違う展開になっていたかもしれないのに。

上古　ＣＢＤオイルの濃度についてジョセフに聞いたことがあります。

アメリカで発売されているオイルは１％なのに、日本では３％濃度まで発売されていました。

ジョセフは１％濃度で十分だと言いました。

３％濃度の製品は日本の販売会社からの要請だったようですが、彼は付け加えて、日本人は高級志向だからとも言いました。

蒲生　最初はいい感じだと言っていた人が途中からなんにも感じなくなるというのは、血中濃度が飽和して効かなくなったからだとわかりました。

上古　お医者さんは新しいものに手を出すのをためらいます。患者さんに使うから責任が取れないといけませんからね。

ただ、この一連のネガティブキャンペーンがなかったら、もっと広まっていたのではないかと思います。

蒲生　ホップからＣＢＤがとれるのは嘘だという話がいまだに残っているだけでなく、新たに書かれていたりもしますが、２０２１年にアメリカでは裁判が結審して、ＣＢＤがとれるKriya Hopsの存在が認められています。

この判決には「ＧＺＪ」の記事のことも含まれていると、ジョセフ博士から聞きました。

アメリカではどんどん大手企業がKriya Hopsを使った製品開発をしているのが事実です。

そしてオリンピックでも選手が使用しています。

Chapter 9

これが奇跡のホップ
CBD のエビデンス !!

上古　日本に入っているCBD研究のお話をします。

日本にもヘンプCBDの製品が入ってきていますが、前述したように、そんなにいいものではない。

研究中のものがどの程度のものなのかは私たちにもわかりかねますが、CBDを研究するたび、報告するたびに違うのは、研究に最高のCBDが使われていないのではないかというのが、ジョセフたちの論文の結論です。

アメリカでは、国としては禁止、州によっては合法化されているところがあります。

州が出資する研究では指定されたものが使用され、民間組織の場合はそれぞれ独自のものを使用するということが、CBDの生物活性のばらつきにつながっているのではないかとジョセフは推察しています。

その根拠の一つに、CBDで肝機能障害が出るかもしれないという報

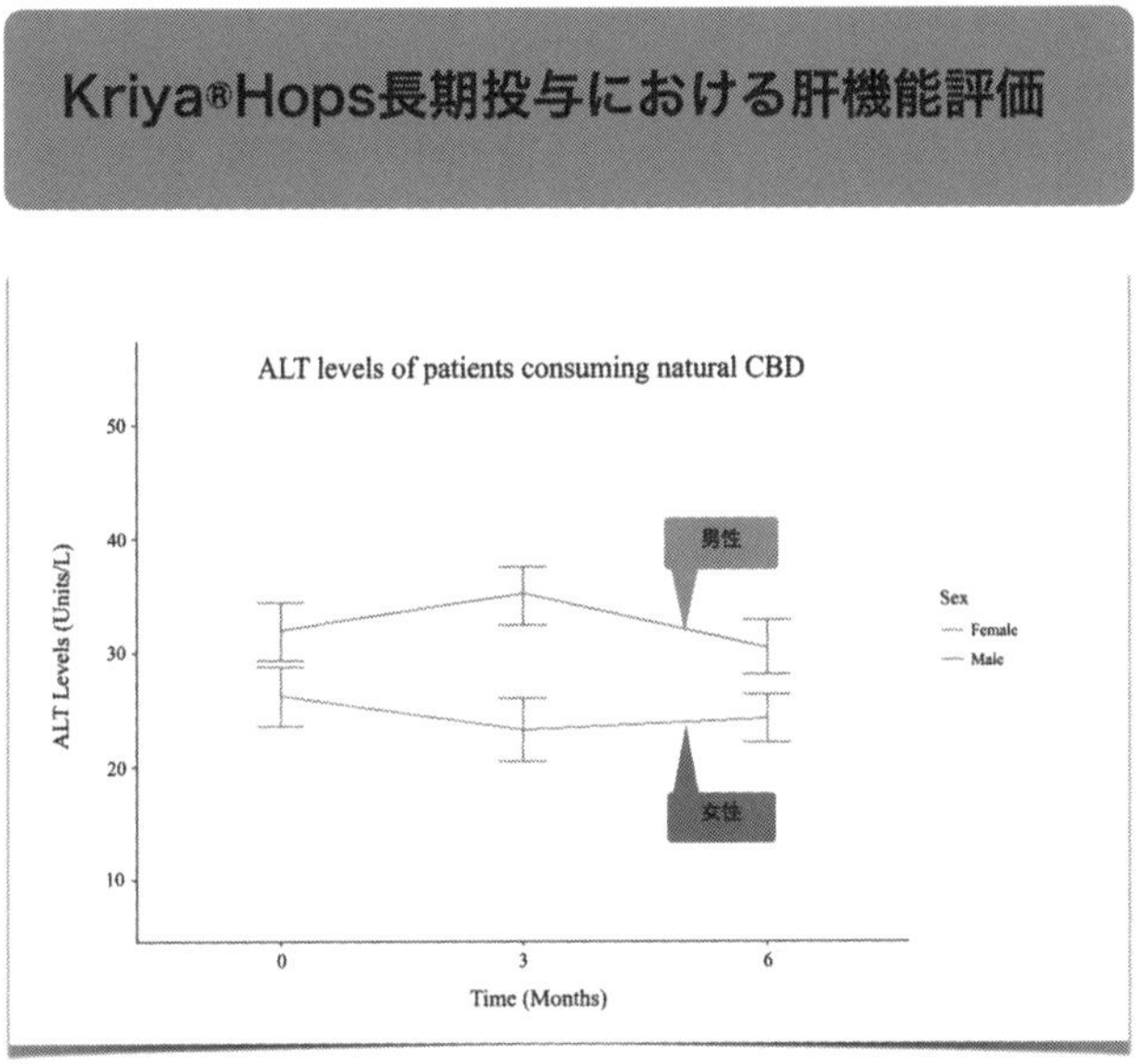
Kriya®Hops長期投与における肝機能評価
ALT levels of patients consuming natural CBD
ALT Levels (Units/L)
50
40
30
20
10
0
3
6
Time (Months)
男性
女性
Sex
Female
Male

告があります。

それに関して、粗悪な合成CBDをとってものすごい肝機能障害が出た事件があったので、Kriya Hops でどうなるかをちゃんと調べようという臨床研究をしました。

188人（男性132人、女性56人）が半年間使用し、Kriya Hops CBDをとる前、とった3カ月後、6カ月後に肝機能を調べます。

もちろん症状もきちんと把握します。

飲んだ量も平均して一人一日あたり771ミリグラムで、半年飲んだら、たいがいのがんが治るのではないかというぐらい、すごい。でも、肝機能は正常範囲でした。副作用的な症状は特に何も出なかったというデータを出しています。

蒲生　ヘンプの場合だと、肝機能障害についての注意書きが必ず後ろに書いてあります。

上古　もう一つは、アメリカの精神科のクリニックでお薬を飲まれている人たちに了解を得て、不眠がある人は寝る前、不安がある人は朝にKriya Hops を飲んでもらって評価をしました。

ちょっと悪くて50ミリとか75ミリを飲んだ人が男女一人ずつぐらいいましたが、大体一日25ミリグラム（1カプセル）です。

一番の問題は、自覚的に改善するかどうか。

1カ月後に不安は79・2％、不眠は66・7％の患者がよくなった。

2カ月後には前の月と比較して、不安は78・1％、不眠は56・1％の患者がよくなった。

ヘンプの同じような報告を調べたところ、同じ効果を出すのにどれぐらい必要かというと、300ミリから600ミリ使っています。

つまり、CBDの品質の問題です。

がんが治った人がいるのは確かでしょう。

キャンディ・パピエさん

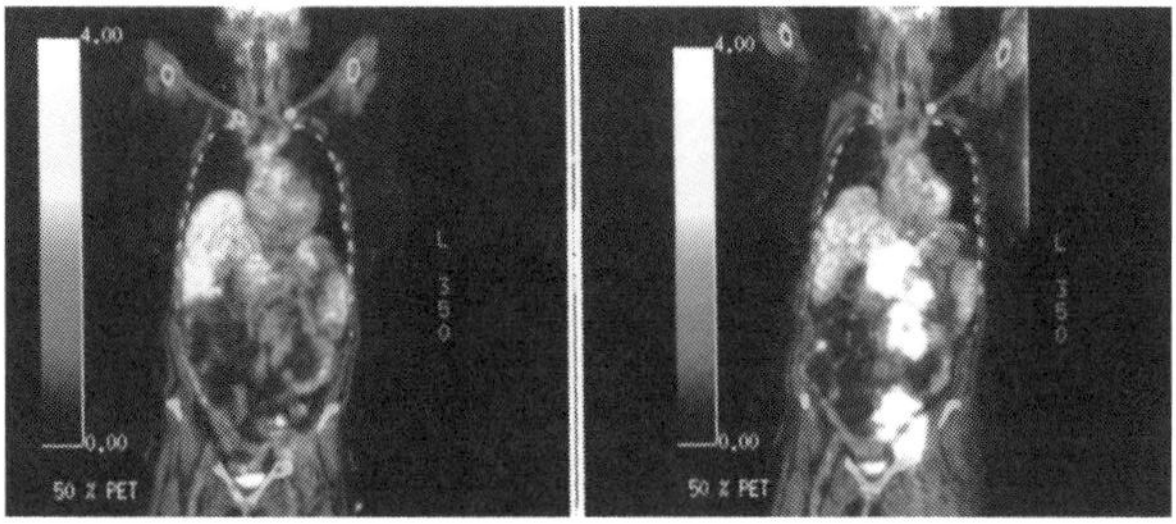

2016年4月11日
1日320mgのImmunAG
を飲み出して５週後

2016年3月2日
転移性癌

PET 写真

これは私たちが紹介している動画にもありますが、乳がんが2回、再発・転移したキャンディ・パピエさんという方です。

化学療法は全然効かない。２０１６年3月2日にＰＥＴ（陽電子放出断層撮影）を撮ったら、がんが腹部のあちこちに転移していて、大きいものは赤ちゃんの頭ぐらいの大きさで、主治医からは「余命３カ月」という宣告でした。

そこで、ＣＢＤを紹介されて３月４日から飲みはじめています。

一日320ミリグラム飲んだら、5週後のPETスキャンで92％のがんが消失していたといいます。

ほぼ映っていないという感じで、魔法みたいです。

それからしばらくおいて、主治医に「本当にないよ」と言ってもらえたのは11月ですが、奇跡みたいなことが起こっているのです（キャンディ・パピエさんの動画については215ページ参照）。

私が2019年にアメリカに行ったときにも、ジョセフが、余命宣告をされるような人が最低2年は生きていると言っていました。

「化学療法はどうするの」と聞いたら、「みんな、たいがいやめちゃうんだよ」と言っていました。

それを聞いて、すごいなと私は思ったのですが、日本のがんの患者さんにかかわったときに感じたことが一つあります。

ジョセフが言っていたようには、日本ではそこまでよくならない。時間がかかる。

つまり、私たち日本人は一体何を食べて、どんな生活をして、どんな状態にあるのか。

思っているよりもかなり悪い状態じゃないかと、逆に思いました。日本は農薬まみれ、添加物まみれで、電磁波もそうです。私たちは思っているよりも悪い生活をしています。

考えてみると、それが原因かもしれません。

スーパーフードと言われるものがいっぱい入ってきているわりに、やってみたら大したことないよという話がいっぱいある。

前述の悪性リンパ腫のような方もいますが、一生懸命やっている人でも、がんがここまで縮小する方はなかなか出てこない。

思ったよりよい感じの場合とパッとしない場合があるのも、そのせいかなと思います。

ただ、痛みに関しては絶対に効いています。

使ってみてわかるのは、病気の人ではなくて、健康のことをわかっているいろ実践している人たちが使うと、とてつもなく効くのです。

心が楽になるとか、集中力が増すとか、いろいろなすごい感想をいただきます。

Chapter 10

内因性
カンナビノイド・システムが
整わなかったら、
全部の病気になります！

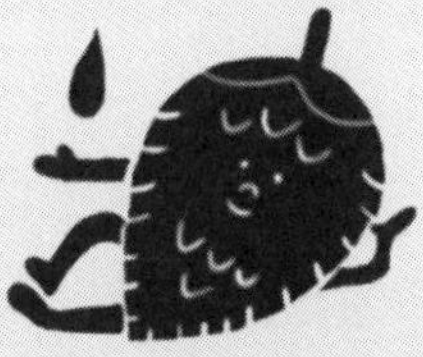

上古　なぜがんに効くと言われるのか。

CBDが、がんに効くわけではありません。

ジョセフが言うのは、CBDでがんが治ったのではない、CBDをとることによって自分の免疫が正常化したから、自分が治したんだ、別にCBDががんを叩きにいっているわけではなく、自然の免疫チェックポイント阻害剤なんだと。

これは研究でもわかっているのですが、がん細胞にCBDの受容体が100倍ぐらい出ているのが確認されています。

聞いたことがあると思いますが、私たちは毎日がん細胞をつくっていますが、自分の免疫で攻撃するので、がん細胞は自滅（アポトーシス）します。

しかし、何かの加減でがんが成長します。

よく免疫が低下していたからとか言いますが、成長した状態でも、免疫がきちんと元に戻ったときに、いろんながんが、いろんな形で治っている人がいっぱいいます。

何をして治ったのか。

がんが治った人を調べると共通しているのが、気持ちが変わったことです。

気持ちが変わるということは「気のせい」ではなくて、実はこれも内因性カンナビノイド・システムを整えることにつながっています。

この内因性カンナビノイド・システムのバランスが崩れることがほとんどの病気の原因だと言われていることからも、気持ちが変わるということが重要だとわかります。

それが一つです。

もう一つは、ＣＢＤをとることによって、免疫チェックポイント阻害剤として働くということ。

ジョセフが言うのは、CBD でがんが治ったのではない、CBD をとることによって自分の免疫が正常化したから、自分が治したんだ、別に CBD ががんを叩きにいっているわけではなく、自然の免疫チェックポイント阻害剤なんだと。

これは研究でもわかっているのですが、がん細胞にCBDの受容体が100倍ぐらい出ているのが確認されています。

私たちは毎日がん細胞をつくっていますが、自分の免疫で攻撃するので、がん細胞は自滅（アポトーシス）します。

しかし、何かの加減でがんが成長します。

成長した状態でも、免疫がきちんと元に戻ったときに、いろんながんが、いろんな形で治っている人がいっぱいいます。

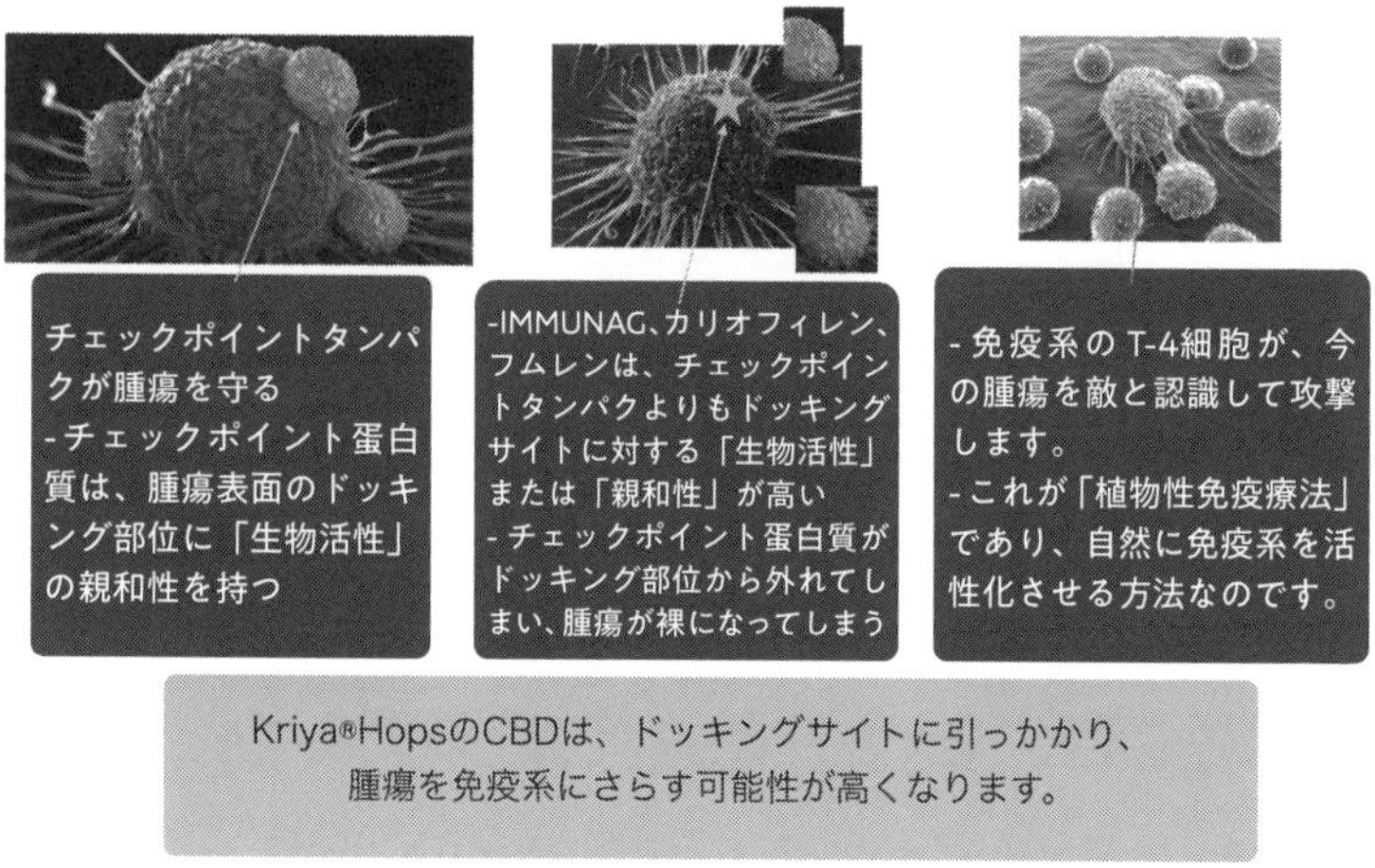
チェックポイントタンパクが腫瘍を守る
-チェックポイント蛋白質は、腫瘍表面のドッキング部位に「生物活性」の親和性を持つ
-IMMUNAG、カリオフィレン、フムレンは、チェックポイントタンパクよりもドッキングサイトに対する「生物活性」または「親和性」が高い
-チェックポイント蛋白質がドッキング部位から外れてしまい、腫瘍が裸になってしまう
-免疫系のT-4細胞が、今の腫瘍を敵と認識して攻撃します。
-これが「植物性免疫療法」であり、自然に免疫系を活性化させる方法なのです。
Kriya®HopsのCBDは、ドッキングサイトに引っかかり、
腫瘍を免疫系にさらす可能性が高くなります。

抗がん作用のメカニズム

免疫チェックポイントタンパクというものがＣＢＤの受容体にくっついて、免疫細胞から身を隠す隠れ蓑《みの》になっている。

がん細胞が隠れて免疫細胞が見つけられなくなっているので、免疫チェックポイント阻害剤で隠れ蓑を外して、免疫細胞が働けるようにするのです。

ＣＢＤがその働きをするということは、免疫チェックポイントタンパクよりもＣＢＤのほうが受容体とくっつきやすい。

レセプターが出ているから、パッとつくと、「ここにがん細胞がいるよ」というマーカーになって、免疫が働き出すのです。

となると、前述のアメリカの症例で5週後に劇的に改善した人と、ゆっくりとしか実感できない日本人は何が違うのか。

いろいろな添加物を食べているという問題もありますが、自分の免疫の状態がどうなっているのか。

特効薬として、「これさえとっていれば」というものは絶対にありません。

自分の状態をよくすれば、すごくよく働くということです。

いろいろなバランスを整えることが必要です。

CBDがいいというのは、「これさえとっていればいい」ではなく、全部のバランスを整えた上に、足りないものをもう一つ、つけ加えるということです。

誰でも、どこかでガクッと落ちているときに、何かでちょっと上げる。

それは気分を上げるだけでも変わります。

私は、ものすごく気分が落ちたときが一回ありました。

すごく雪深いところに勤めていたときに、行きは除雪も何もしていないところを車で走ったのですが、帰りは国道を使ったら、ものすごく混んでいて、1時間で帰れるところが2時間以上かかりました。

イラつくし、しんどい。

たまたまラジオをかけていたら、自分の好きなモーツァルトの40番が流れてきて、その途端、急に楽になりました。

そのことを経験したときに、これなんだ、ということがわかった。

人間の心というのは簡単なことです。

それが、がんにかかってしまったとき、なんで私だけがこんな目に遭うのかと考えたり、いつ死ぬかわからないと先生が脅してくると、どん

CBD がいいというのは、「これさえとっていればいい」ではなく、全部のバランスを整えた上に、足りないものをもう一つ、つけ加えるということです。

誰でも、どこかでガクッと落ちているときに、何かでちょっと上げる。

それは気分を上げるだけでも変わります。

どん免疫が下がり、気分も下がる。

そこでいくらいいものを体に入れても、絶対に効果はありません。

ＣＢＤは、幸いにして免疫を上げるだけではなくて、気分も上げて整えてくれます。

体がしんどくてどうしようもないときでも、気分さえ上がれば何かできますすね。

やろうという気になったら、いろんなことができて、相乗効果でこれが効いてくる。

究極は、内因性カンナビノイドのところに来ます。

内因性カンナビノイド・システムを整えると、いろんなアプローチができるための火つけ役にもなるし、やる気にもなる。そこがすごく大事なところだと思っています。

これはがんだけではなくて、いろいろな病気が全部かかわってきます。

Chapter 10　内因性カンナビノイド・システムが整わなかったら、
全部の病気になります！

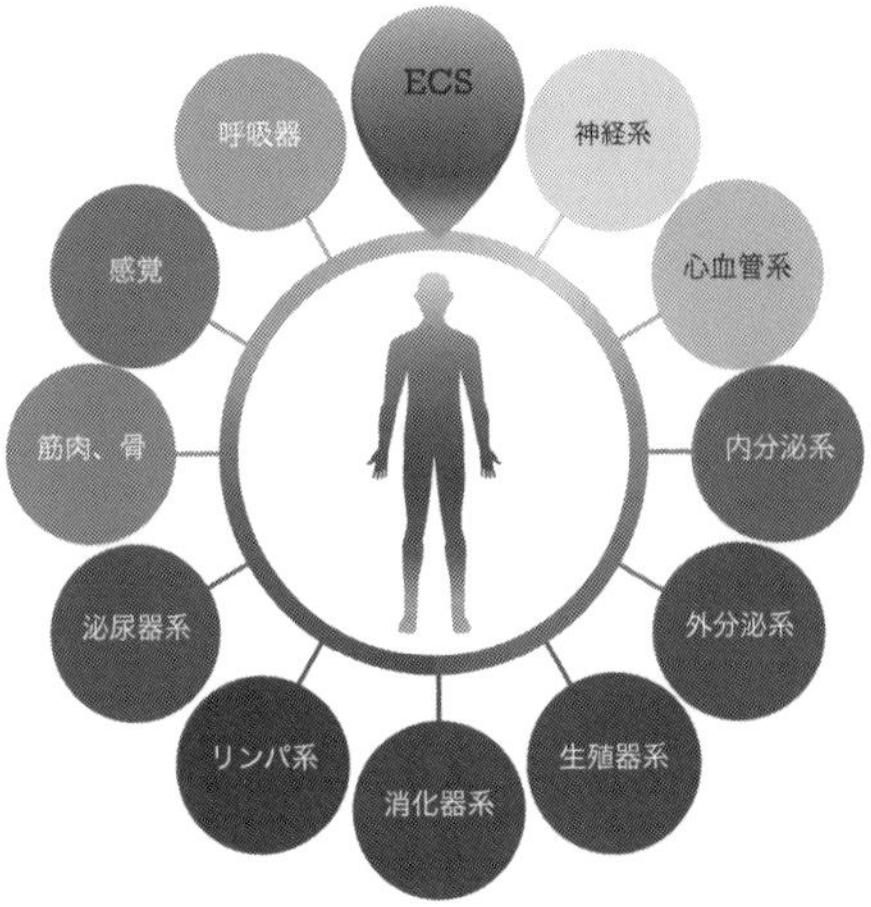

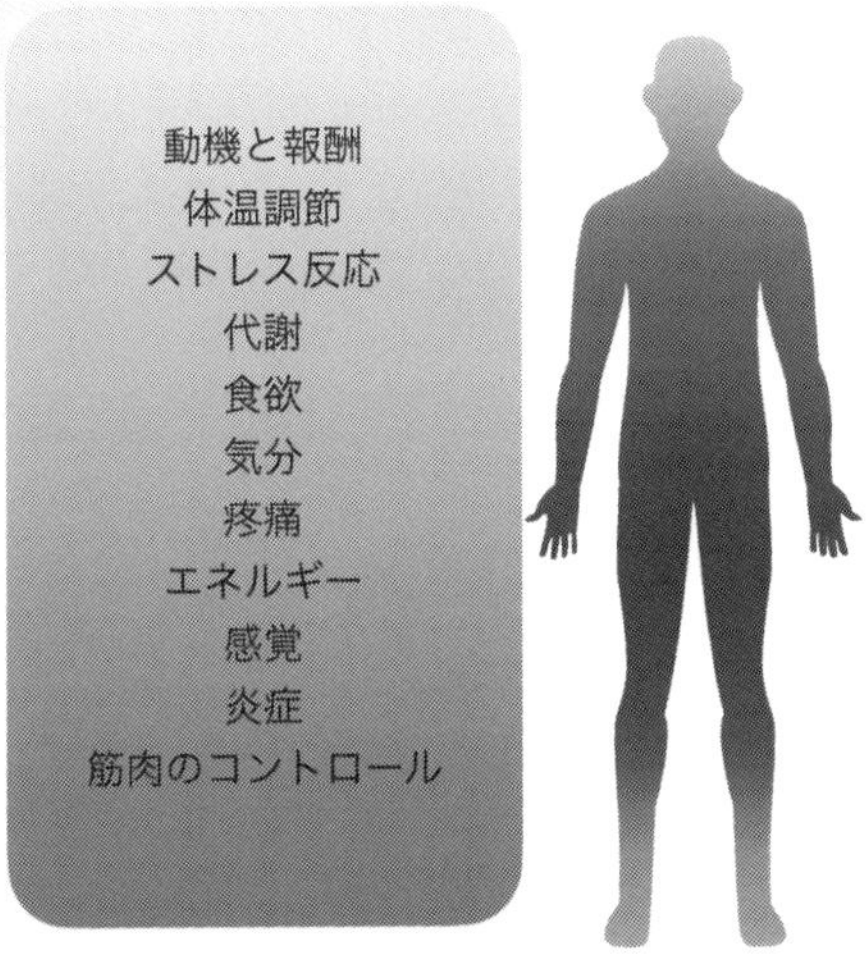

ECS：内因性カンナビノイド・システム

Chapter 11

「片頭痛」
「線維筋痛症」
「過敏性腸症候群」
「てんかん」
「過敏性眼症候群」
「精神神経症状」
とCBD

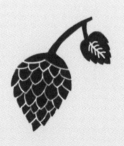

上古　私が自分の中でこの話の落とし込みができるようになった経緯をお話しします。

線維筋痛症《せんいきんつうしょう》という病気があります。

また、慢性疲労症候群といって、とにかく体がしんどい、だるい、不定愁訴《ふていしゅうそ》の塊《かたまり》ですが、調べても何も出てこないというものがあります。

その中に、痛みをともなう人がいます。

別個に言われたのですが、慢性疲労症候群と線維筋痛症は裏表で、同じものなのです。

慢性疲労症候群と同じで、調べても何のデータの異常もないけど、いろいろなことを言っている人の中に、ある点（圧痛点）を押すと痛い人がいる。

それをもって診断しましょう。

何も証拠はつかめないが、圧痛点が痛い人を「線維筋痛症」と呼びましょうという概念がアメリカから入ってきました。

それを持って帰ってきたのが、うちの大学（滋賀医科大学）の整形外科の教授でした。

同僚の整形外科の先生が線維筋痛症を疑って、大学で「こんな患者がいました」と言っても、痛みだけだから、どうせ気のせいだろうと言われると嘆いていました。

私はその病気のことを知りませんでしたが、内科の先生が、あるとき、文献を持って、「先生、こんな病気があるんですけど」とやってきました。「僕が外来で診たこの人は、たぶんこの病気に当てはまると思うんだけど、先生、診てもらえませんか」と言うのです。

「なんで私に持ってくるの」と聞いたら、鎮痛剤だけでは効かないから、安定剤とか抗うつ剤を使うと文献に書いてあると。

内科・消化器の先生ですから、「僕ら、抗うつ剤とか安定剤は使い慣れていない。先生なら使い慣れているでしょう」「いえいえ、私は精神科じゃないよ」「でも、この病院では絶対に使い慣れている」と言われて診たのが最初です。

最初の患者さんは、適当に安定剤を出したら、落ちついたのです。

それをちゃんと頭にインプットしてあったところに最重症の人が来ました。

動けなくなって、ストレッチャーで救急車に乗って男性が来たのです。下を向いたままストレッチャーに乗っている。

「実は、僕は慢性疲労症候群という診断を受けています」ということで、入院させました。

そのときは私もわかっていないから、抗うつ剤や鎮痛剤を使って治療して、ちょっと落ちついたら帰す。

人間は、痛みがきつくなると精神的に参ります。

その方も精神的にどんどん参っていって、奥さんに頼りきりになって、幼児化してすごい状態になって、奥さんが私に相談してくる。

その患者さんの病院には精神科の先生がいなかったので、患者さんを頼んでいたクリニックの精神科の先生に、「何を使ったらいいか」と最初は電話をしました。

そして精神科の先生が診てくれて、はっきり言って薬がテンコ盛りでした。

でも、その時点で一旦は社会復帰できたのです。

よかったと思っていたのですが、それだけならまた悪くなります。

そうしたら、神経内科の学会で、神経治療学会というのがあるのですが、総会の抄録《しょうろく》に、東洋医学の話を書いている大学の先生の講演があって、「最近、線維筋痛症という病気があるが、これは鍼《はり》で治る」と書いてありました。

圧痛点は経絡《けいらく》、ツボです。私はツボをあまり知らないけれども、このツボは知っている。

それで患者さんが来たときに、「ちょっと手を出して」と言って軽く合谷《ごうこく》のツボに触れたら、あまりの痛みでギャーと言う。

「じゃ、鍼に行っておいで」と、紹介しました。

グサグサ刺す鍼だと怖いのですが、接触鍼という鍼の手法があるのです。接触鍼をしている先生が、鍼だけではまだ食べていけなくて、病院の助手で働いていたのを知っていたので、文献を持っていって、「ちょっと診てくれない」と頼みました。

患者さんには、「刺さない鍼だから行きなさい」と言いました。

でも、触って痛い人なら、接触鍼でも絶対に悲鳴を上げるはずですから、「先生、無理です」「いいから行きなさい」と押し返しました。

そうしたら、よくなってきたのです。

それで、外の主治医には内緒で、私が精神科の薬をこっそり減らしたのです。

てんかんの薬も入っていたので、血中濃度をはかられて、「ちゃんと飲んでいないだろう」とバレたことがあります。

その経験があったので、鍼って大事なんだなということが私の頭に入っていたのです。

実は、内因性カンナビノイド・システムを整えるには鍼も食事も睡眠も大事だということがわかってきたところに、「臨床的カンナビノイド欠乏症」という言葉が出てきたのです。

調べると、この概念は2001年に提唱されたもので、客観的証拠はまだ少ないものでした。

片頭痛と線維筋痛症と過敏性腸症候群は重複して発症していることが多くあり、互いに関連している。カンナビノイドの補充で症状が改善す実は、内因性カンナビノイド・システムを整えるには鍼も食事も睡眠も大事だということがわかってきたところに、「臨床的カンナビノイド欠乏症」という言葉が出てきたのです。

片頭痛と線維筋痛症と過敏性腸症候群は重複して発症していることが多くあり、互いに関連している。

後になって、片頭痛の患者さんでは髄液中の内因性カンナビノイドが減少していることが報告されました。

ることが認められているなどが根拠になったものでした。

これらの疾患はどれも除外診断で診断されるもので、ときには精神的なものだと言われることもよくあります。

後になって、片頭痛の患者さんでは髄液《ずいえき》中の内因性カンナビノイドが減少していることが報告されました。

最初は薬屋さんが売るために作った概念だと、どこかで聞いていたのですが、少しずつ証明されてきているようです。

そのとき、私が診た線維筋痛症の患者さんがいたことを思い出したのです。

そのときはまだ病院に勤めていたので、カルテを見たり話を聞いていたら、彼は片頭痛持ちであり、過敏性腸症候群だったのです。

過敏性腸症候群は消化器の先生が診ていました。

私は片頭痛の薬を出していました。

それがわかってからすぐに私は病院を辞めてしまったので、その患者さんにCBDは渡らなかったのです。

全然会えないままですが、使ってあげたいと思っています。

こうして、内因性カンナビノイド・システムを整えることとカンナビノイド欠乏症がつながったのです。

これが一つ。

ずっと臨床をしながら、片頭痛とてんかんの関係性が私の頭の中に20年以上ありました。

片頭痛の人の多くに脳波異常があることは、昔からわかっています。

私たちが昔読んでいた、「聖書」と言われる脳波についての教科書があって、そこにも書いてあります。

片頭痛の異常はてんかんの異常ではない云々《うんぬん》という話で終わっていま

す。

片頭痛の原因はわかっていない。

片頭痛は発作的に起きるし、片頭痛の前兆と言われる閃輝暗点《せんきあんてん》（目の前がキラキラして見えなくなる）のときに、脳の血流が変わっていることも証明されている。

脳血流の変化は、てんかんのときも出るのです。

私は急性期の病院にいたから、てんかん発作か何かわからなくても、救急で運ばれる人をいっぱい診ました。

最初にあったのは、脳外科の先生が、「これは脳梗塞《のうこうそく》じゃない。絶対におまえのところの病気だよ」と言って持ってきたのです。

ＭＲＩを見て、確かに違うと。ちょっと変わった変化がありました。

ふっと気になって脳波検査をしたら、脳波異常がある。

その当時は、てんかんの先生がまだ言っていなかった変化でした。

私たちがずっと診ていて、おかしいと気づいた時点で、ちょうどこのころ、てんかんの新しい薬が出て、クローズドで会議があったときにてんかんの先生に聞きましたが、逆に専門の先生は急性期を診ないから、そのことを知らなかったのです。

うちの病院の中では、私たちと脳外科では、絶対にそうだと思っていました。

夜中に、てんかん発作か何かわからない患者さんが来たときに、時間がかかる脳波検査はできないけれども、MRIは撮れるようになったのです。

MRIをバンバン撮れる病院はそんなにありません。

なんで撮れるかといったら、私が当直したり、脳外科の先生が当直したら、放射線科の技師さんにお願いして「撮って」と頼むのです。撮るという決まりはないので、「撮ってよ」と撮らせていた。

要するに、仲よくしていると撮ってくれるというのが、もともとありました。

後々では撮れるようになったのですが、その当時は、私たちが診断するんだったら撮ってやるという技師さんの気持ちです。

技師さんは撮れるという自負があります。

教科書には全然出ていないときです。

片頭痛とてんかんのことがずっと気になってしょうがなかったのですが、最初にＣＢＤが効くと話題になったのはてんかんです。

片頭痛も臨床的カンナビノイド欠乏症だから、ＣＢＤが効く。

これはやっぱり関係があるんじゃないか。

自分の中で、これはたぶんそうだなと思ったのです。

この前、お医者さんといろいろ話していたら、目とＣＢＤはどこかでつながっているのか、ちょっと講義してほしいと言われて、目のことを調べたのです。

何かおもしろい文献はないかと探したら、過敏性眼症候群というのがありました。

過敏性眼症候群と過敏性腸症候群と精神神経症状は重複して発症していることが多い。

それは、腸内細菌のバランスを崩した炎症とかが関係しているという話です。

じゃ、それも一緒だ。

そうすると、内因性カンナビノイド・システムが全部の病気にかかわっているという一端が見えてきました。

全部がそうじゃないかという推測は出ていますが、その一端がチョコチョコ出てつながってきた。

これは推測が確信に変わってくる話です。

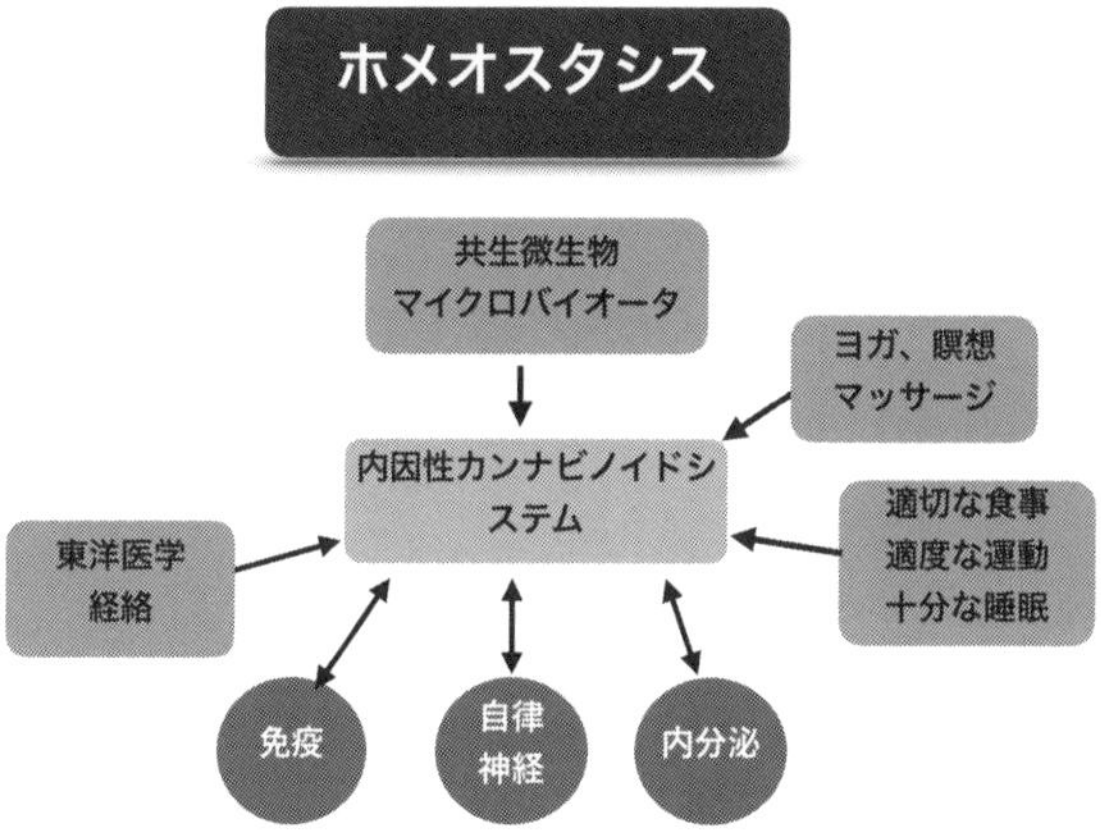

実際、ＣＢＤを飲んだら目の状態はたいがいよくなります。

内因性カンナビノイド・システムは、ホメオスタシスが関係していると言われるのですが、２０１３年にアメリカ国立衛生研究所から、「内因性カンナビノイド・システムの働きを調整することで、人間がかかるほとんどの疾病を治療できる可能性がある」という報告がありました。

もう一つは、最初にＴＨＣやＣＢＤを発見したイスラエルのミシューラム博士が、２０１１年に、「内因

イスラエル、ラファエル・ミシューラム博士

1960年代に大麻からTHC、CBDを分離

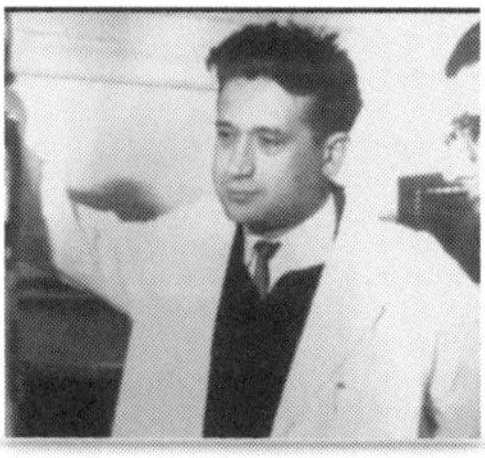

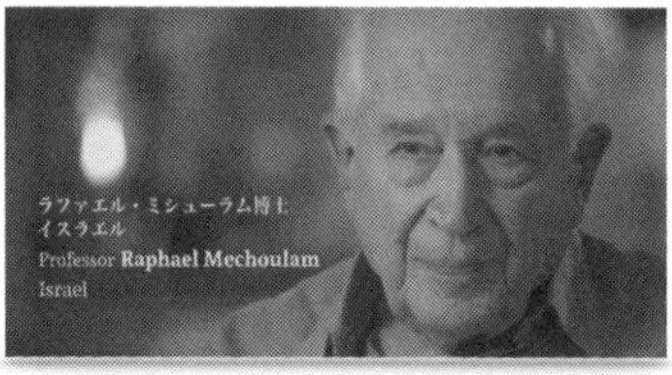
ラファエル・ミシューラム博士
イスラエル
Professor Raphael Mechoulam
Israel

性カンナビノイドとＣＢ２受容体の不均衡がほとんどの主要な疾患に関与している」と報告しています。

一つ一つの破片がつながってきて、実際にそうだというのが出てきている。

でも、片頭痛は神経内科なり脳外科の先生が診る、過敏性腸症候群は消化器の先生が診る、線維筋痛症はたぶんリウマチ科の先生が多くて、私たち神経内科が診ることはあまりない。

バラバラの科で診ているので、それらが同じ臨床的カンナビノイド欠乏症だとはなかなかつながっていきません。

Chapter 12

内因性カンナビノイド・システムの整え方!

上古　ずっと研究していっても、上から全体を見るということができていないから、全体像が見えていない状態です。

病気にならないためにはどうしたらいいかという話です。CBDをずっととりなさいではなくて、バランスをとる生き方をしなさいということです。

内因性カンナビノイド・システムは、ホメオスタシス（生体恒常性）を維持するための複雑なネットワークシステムです。

これは1990年代ごろに、大麻が体へどう作用するかという研究からわかりました。

ヘロインとかコカインは、もともと薬だったものが麻薬成分ということで研究されているのですが、大麻は政治的理由で禁止されたので、研究が遅れました。

なぜ体に作用するのか、その受け皿はどこか。カンナビスというのが

内因性カンナビノイド・システムは、ホメオスタシス（生体恒常性）を維持するための複雑なネットワークシステムです。

これは1990年代ごろに、大麻が体へどう作用するかという研究からわかりました。

ヘロインとかコカインは、もともと薬だったものが麻薬成分ということで研究されているのですが、大麻は政治的理由で禁止されたので、研究が遅れました。

英語で大麻の意味で、体の中に大麻を受け入れるシステムが、内因性カンナビノイド・システムです。

1990年代になってからわかってきた分野なので、私は大学では習っていません。

恒常性を維持するために、体中にその受け皿の受容体があります。そのシステムを整えればいいのです。

内因性カンナビノイド・システムは、内因性カンナビノイドを要求に応じてつくります。

必要なときだけつくるのです。

例えばドーパミンが出すぎたら、ドーパミンをちょっと制御しなさいという信号を送ります。

必要なときにいろんな形で出てくるので、いつも体の中に内因性カンナビノイドがあるわけではありません。

内因性カンナビノイド・システムを整えるには、内因性カンナビノイドという物質が必要です。

内因性カンナビノイドは、必須脂肪酸のオメガ6とオメガ3からつくられます。このバランスが非常に大事です。

質のいい食事、適度な運動、睡眠、リラックスが大事です。

ヨガや瞑想、マッサージも効果があります。

内因性カンナビノイド欠乏症は、それがうまく働かないということです。

このバランスがとれなくなるのが老化やストレスです。

内因性カンナビノイド・システムを整えるには、内因性カンナビノイドという物質が必要です。

内因性カンナビノイドは、必須脂肪酸のオメガ6とオメガ3からつくられます。このバランスが非常に大事です。

オメガ3欠乏動物では、不安やうつ様の行動が増えたことが報告されています。食事のオメガ6とのバランスを1：2～4にしたほうがよいと言われています。

質のいい食事、適度な運動、睡眠、リラックスが大事です。

ヨガや瞑想、マッサージも効果があります。

研究でもう一つわかってきたことは、「腸は第2の脳」と言われて、腸内細菌とも関係があるということです。

これは相互作用です。

腸内細菌だけではなくて、常在菌全部です。

目にも常在菌がいます。

これが内因性カンナビノイド・システムのバランスをとるのに関係して、私たちの健康をつかさどっています。

すべてはバランスです。

今、研究されているのは、今後、がんの薬としてＣＢＤが使えるのではないかということで、２０２０年のアメリカの学術雑誌「cancer」にも出ています。

ほかにも、前述した片頭痛、自己免疫疾患、線維筋痛症、過敏性腸症候群、パーキンソン病、アルツハイマー型認知症にも使えます。

パーキンソン病とアルツハイマー型認知症は、両方とも最初の症状は今、研究されているのは、今後、がんの薬としてCBDが使えるのではないかということで、2020年のアメリカの学術雑誌「cancer」にも出ています。

ほかにも、前述した片頭痛、自己免疫疾患、線維筋痛症、過敏性腸症候群、パーキンソン病、アルツハイマー型認知症にも使えます。

パーキンソン病とアルツハイマー型認知症は、両方とも最初の症状は腸から始まることがわかっています。

腸から始まることがわかっています。

蒲生　真の健康は腸から始まる。

上古　私が大学にいたころは基礎研究が神経系だらけで、すごく珍しい状況でしたが、大学を卒業するころには、いわゆるブレイン・ガット・ホルモン（脳腸ホルモン）という概念が出ました。

腸はバカじゃないぞ、と言われました。腸には受容体がいっぱいあって、脳のホルモンもあることがわかってきたのですが、まだ多くの人は知りませんでした。

パーキンソン病は、発症する何十年も前から便秘があります。

頑固な便秘で、1週間出ない人もいます。

蒲生　水分をとっていない人が多いのです。

上古　添加物や農薬もそうですが、水の汚染もあります。

自然のいい水がとれていない。

みんなが使えるように、今、CBDについての研究はすごく進んでいます。

ADHDとか、てんかんも腸も、CBDでよくなります。

蒲生　カンナビノイドが欠乏してくると、不随意筋《ふずいいきん》がだんだん動かなくなってきます。

心臓とか腸は、意識せずに動いていています。

老化や病気でそれが停滞していく。

あとは、食生活や睡眠の質でストレスをかけることによって、どんどんカンナビノイドが減っていく。

だから、外からとれば、当然もとに戻ります。

一回落ちたものを、一旦ゼロに戻してから、右肩上がりに戻していくのが本当の健康です。

上古　ジョセフが言っている「ピークヘルス」という話です。

私たちは、子どものときはメチャクチャ体が柔らかくて、脚を広げて床にペタッとついたりします。

ヨガをやっている人は柔らかいですが、特に何もしていなければ、大人になるにつれてだんだんかたくなります。

普通、関節がかたくなると思っている人が多いのですが、筋肉から腱にかわっていくところがかたくなってくるので、関節そのものがかたくなるのではありません。

そこから老化が始まります。

ヨガをやっている人は、かたいのは思い込みで、動かそうと思えば動くと言います。

思い込みというのも確かにあります。

私が学生の実習のときに経験したのは、おばあちゃんが大腿骨《だいたいこつ》を骨折して、手術をして人工骨頭を入れても、認知症の人はすぐに歩きます。

体がかたくなって、だんだん動けなくなっていくのは一気には戻りません。

だから、降りていった坂道をもう一回戻って、そこから上がっていく。

その上がっていくピークは人によって違います。

それが「ピークヘルス」なのです。

私たちがCBDを使うのは、自分の体調を整えて、減りすぎたものをいい形で戻して、また一から始めるためです。

変な思い込みがないからです。

認知症がない人はすぐには歩けません。

体がかたくなって、だんだん動けなくなっていくのは一気には戻りません。

だから、降りていった坂道をもう一回戻って、そこから上がっていく。

その上がっていくピークは人によって違います。

それが「ピークヘルス」なのです。

私たちがＣＢＤを使うのは、自分の体調を整えて、減りすぎたものをいい形で戻して、また一から始めるためです。

Chapter 13

クスリとして入ったものを体は毒として認識するのです！

上古　お薬に関してジョセフが言っていたのは、急性期にはある程度薬を使って治療しないといけないが、急性期は3週間まで、3カ月以上漫然と投与する薬はおかしい。

それは不要なものだということです。

有名な遺伝子の話です。

人間の遺伝子は99・9％が一緒で、わずかの違いで、一人一人の違いがあらわれます。

猫は90％、ニワトリは60％。バナナは約60％です。

食べるものには一緒のものがたくさんあります。

クスリは0％で、化学合成したものはまったく別物ですから、人間の体にとっては異物にしかなりません。

植物の成分を化学合成した時点で異物です。

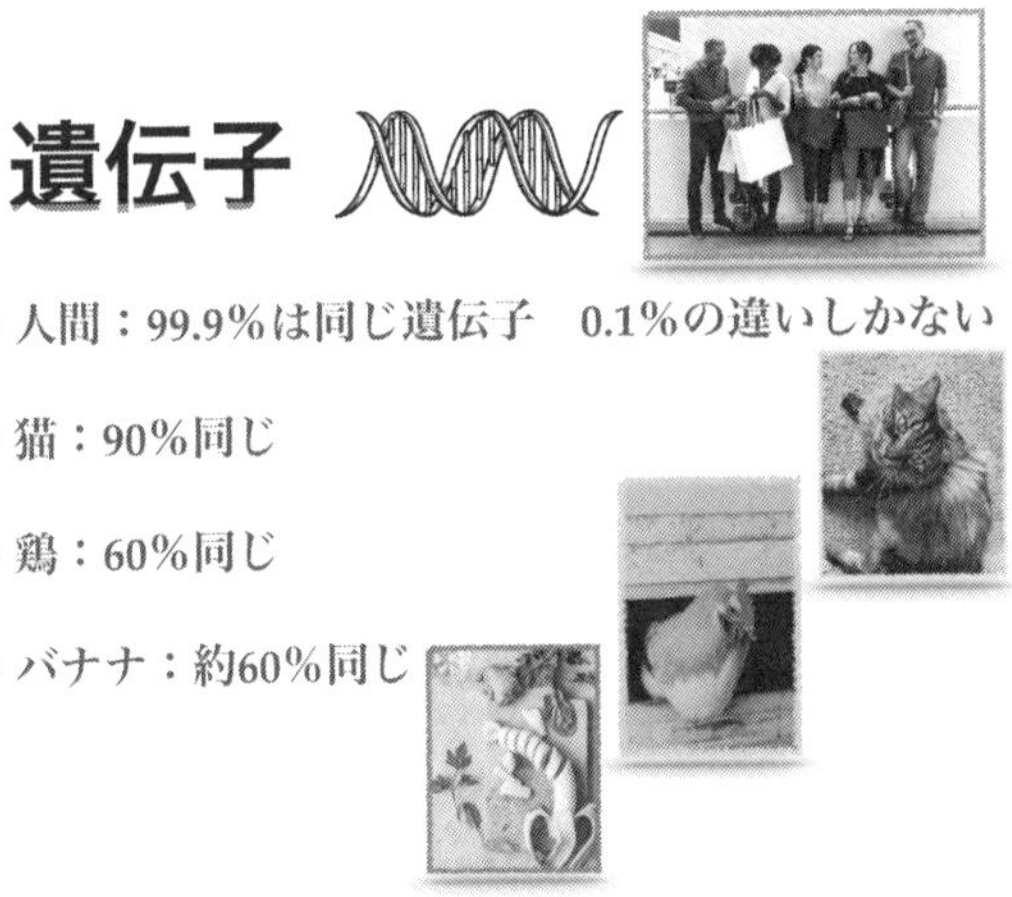
遺伝子
• 人間：99.9%は同じ遺伝子　0.1%の違いしかない
• 猫：90%同じ
• 鶏：60%同じ
• バナナ：約60%同じ

異物を分解して体から排除するためには、肝臓や腎臓を使います。お薬は、肝臓で出ていくほうが多いのですが、肝代謝か腎代謝です。

肝機能障害のある人にはできるだけ腎臓で出ていくクスリにして、腎機能障害がある人にはできるだけ肝臓で出ていくクスリにする。

普通の食事をしていて肝臓が悪くなることはありません。

肝臓という臓器は、スピリチュアル的には感情もデトックスします。

怒りがたまると肝臓が悪くなるという話は聞いたことがあると思います。

病気を治すためにクスリを使うのではなく、すべての自然の食べ物に薬としての価値がある。でも栄養価のある医薬品はないと、ジョセフは言っています。

彼の夢は、自然の食べ物から薬をつくることです。それで癒《い》やす。

私たちのために動画を撮ってくれたときに彼が言っていたのは、例えば飢餓状態になるとします。

そのまま、なんにも食べられない状態が続けば死にますが、そのときに水が入れば生き返ります。

ある意味、それが薬です。

「ＣＢＤはいいものだから、体のためにとりましょう」と言っても、も病気を治すためにクスリを使うのではなく、すべての自然の食べ物に薬としての価値がある。

でも栄養価のある医薬品はないと、ジョセフは言っています。

彼の夢は、自然の食べ物から薬をつくることです。それで癒やす。

ともと元気なら、ちょっと集中力が上がったぐらいで、別に大した効果はない。

それが、片頭痛が出たときに使ったら、片頭痛が治って、薬みたいに効く。

体が薬として感じるか、栄養として感じるかというのは、自然のものは別に区別していません。

体で区別して、薬が来た、栄養が来た、ということではなく、そのときの必要性に応じて使いたい。

化学合成したクスリを体は毒として認識します。

症状に対して取り除くように作用する、その反面、いわゆる副作用がくっついている。

似たものではありますが、表側では自然の顔をして、裏側には毒がついているような感じです。

化学合成したクスリを体は毒として認識します。

症状に対して取り除くように作用する。その反面、いわゆる副作用がくっついている。

似たものではありますが、表側では自然の顔をして、裏側には毒がついているような感じです。

ニコッと笑って入ってきたものの裏を見たら、毒だった、それがクスリの感覚です。

ニコッと笑って入ってきたものの裏を見たら、毒だった、それがクスリの感覚です。

そういうものではなくて、こっちを見れば食事、こっちを見れば薬と、体にとって必要なときがある。

本来のサプリメントとはそういうものではないでしょうか。

ジョセフの夢は、クスリを使うのではなく、植物で病気を治したい。

それは私たちも賛成するところです。

最低限のおクスリも必要ないとは言っていません。

救急や急性期のときは必要になります。

私が経験したことです。

ある年配の患者さんが肺炎で来られて、データがすごく悪かった。

抗生物質を投与したら、2〜3回の点滴で症状がよくなって、元気になりました。

でも、検査をしたら前日より悪い。

体の変化にデータが追いついてこなかったのです。

体のほうが先によくなって、データが後で反応している。

その人はもともとクスリを全然飲んでいなかったので、よく効いたのです。

本当の治癒とはこういうことです。

抗生物質は悪いものではありません。

使い続けるわけではないので、必要なときにポンと使えば、すぐに効いてくれるのです。

90歳ぐらいのおばあちゃんが、「頭が痛いんです」と来られた。

そのときは私もまだ医療を信じていました。

「頭が痛くなったことはないんですか」と聞いたら、「痛いのが初めてで、わからない」。

そもそも病気をしたことがない。

健診のつもりでＭＲＩを撮ったら、脳がとてもきれいでした。

「年相応に脳萎縮もありますよ」と多くの患者さんに言っていたので、私はウソを言っていたのだろうかと思うほどでした。

なんにもしていなかったら、こんなにきれいなんだ。

なんにも病気をしないで、いい食事をしていたら、私たちが思っているような変化が本当に起こっているかどうかはわからない。

状態が悪い人しか診ていないから、何かがあることが当たり前だと思っていました。

本当に健康な人はそうじゃないんだと、そのとき感じました。

とはいえ、多かれ少なかれ、みんな坂道をコロコロ下っています。

その斜度が人によって全然違っています。

それをちょっとでも上に上げていくことのお手伝いができるものの一つがＣＢＤであり、健康的な生活です。

いろいろな方法がありますが、それはどれもケンカしません。

いいと言われていることは内因性カンナビノイド・システムを整えます。

ただ、やりすぎたら疲れます。

例えば、ジョギングの神様と呼ばれ、ジョギングを普及させた人は心筋梗塞で52才で亡くなっています。

だから、ジョギングが本当に健康にいいのかどうかはわかりません。

Chapter 14

制吐作用、抗痙攣作用、抗精神障害作用、抗炎症作用、抗酸化作用、抗がん作用、認知症と大麻の歴史

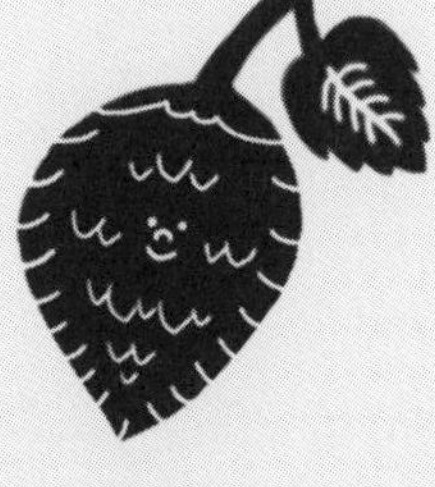

上古　大麻の歴史を少しお話しします。

紀元前4000年、中国の薬局方ペンツァオチン（神農本草経）には、大麻を、女性の障害、痛風、リウマチ、マラリア、便秘、筋力低下に使うと書いてあります。

紀元前2000年のインドの書物には、大麻は、不安を解放する植物として記載があります。

アーユルヴェーダでも薬として使用されてきました。

19世紀半ばから20世紀初めの西洋では、大麻は、強力な麻薬、鎮痛剤、催眠剤として、また、痙攣《けいれん》、ヒステリー、うつ病、月経困難症の治療に使われました。

「現代医学の父」と言われるウイリアム・オスラーは、大麻は片頭痛の最も満足のいく治療薬だと言っています。

「マリファナ」という言葉は英語ではなく、スペイン語です。

アメリカはマリファナをメキシコの移民政策に使いました。

大麻は日本では江戸時代から薬として使われていました。

産業用としての大麻は古来から日本にありました。私が住んでいる滋賀にも近江麻がありました。戦争が終わって、いきなり大麻を栽培してはダメだと言われたら、農家の人は困ります。

日本で薬として使っていたのは、日本で栽培したものではなく、印度大麻です。１８８６年から１９５１年まで薬局方に生薬として収載されていました。

また１９３０年に麻薬取締規制が制定されて輸出入は許可制になっていました。

印度大麻でＴＨＣの高いものが使われたようです。

ですから、「印度大麻」と書いてあるのです。

今、ＴＨＣの問題が出ています。

大麻が、鎮痛薬としてではなく、嗜好品として使われた時代がありま
す。

大麻のTHCはもともと0・1%以下ぐらいですが、どんどんふやし
て、20%とか30%のものをつくりました。

THCをたくさんとったらどうなるのか。

今でもインド、ネパールのヒンズー教の祭りのときに大麻を使ってい
て、みんなが酔っ払ったようなすごい状態になるそうです。

ネパールでは道端にも大麻が生えています。

この話は最初に大麻のことを教えてくれた友人から聞きました。

THCの陶酔《とうすい》作用を簡単に体感したいがために、THCをたくさん含
んだものがどんどんつくられました。アルコールは少量なら薬になると
言われるものですが、たくさんとると肝臓だけでなく、脳に重大な障害
を起こします。

ＴＨＣについても似たようなことが言えます。大麻は、薬として使われた歴史があった上で、政治的意図で中止されました。

いろいろな本が出ていますから、詳しいことは本を読んでください。

そして、ＣＢＤで最初に注目されたのは制吐《せいと》作用です。

前出の、最初にＴＨＣやＣＢＤを発見したミシューラム博士が、抗がん剤を使った子どもたちの吐き気止めとしてＣＢＤを使いました。

二重盲検法《にじゅうもうけんほう》（治療効果や有効性を確かめる比較試験）で、普通のお薬、ニセのお薬、ＣＢＤに分けて、飲んでいる子どもにもわからないようにしました。

すると、ＣＢＤを使った子どもたちだけが明らかに吐き気が止まった。

二重盲検法にならないと言われるぐらい効いたそうです。

次に有名なのは、抗痙攣《こうけいれん》作用です。アメリカのニュースチャンネルＣ

CBDの主な作用

- 制吐作用
- 抗けいれん作用
- 抗精神障害作用
- 抗炎症作用
- 抗酸化作用：ビタミンCやビタミンEより強力
- 抗がん作用
- 精神安定作用、抗うつ作用
- 神経保護作用

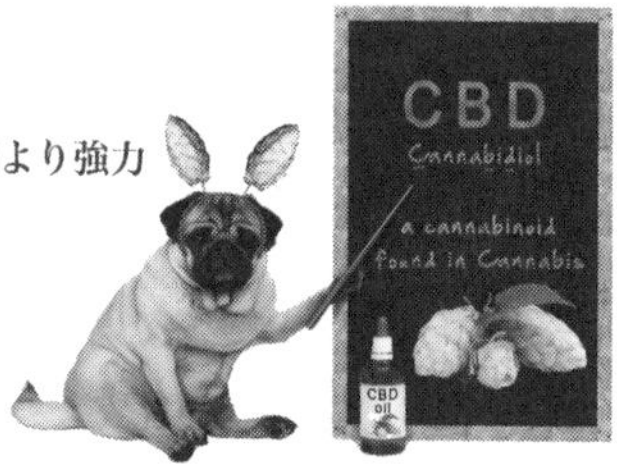

NNで放送されたことで注目を浴びたのですが、難治性てんかんのシャーロットちゃんに使って、効果がありました。

CBDには抗精神障害作用もあります。ヒステリーにも使われています。

抗炎症作用。すべての病気は細胞の炎症から始まると言われています。

炎症という側面から見ても、抗炎症作用があることは、うなずけます。

抗酸化作用、抗がん作用があります。

精神安定作用、抗うつ作用、神経保護作用があります。

認知症について、イスラエルの老人ホームで使ったら、非常にいい結果が出ました。

動物も同じです。

また、心臓弁膜症の原因の一つが弁の細胞の石灰化なのですが、実際にそれを治すことができるのかという基礎データがあります。

いろんな生物活性のCBDを使って、その石灰化がどういうふうに変わるかという実験をしました。

生物活性の低い0・2のものをいくらたくさんふやしても、まったく効果がありません。

0・3になると、ちょっと上がるけれども、一番高い0・95では、量がふえればふえるほど、どんどんよくなります。

生物活性が高いと石灰化抑制になるので、心臓にも効きます。

こういう基礎データはなかなかとれないので、ジョセフ博士や、ともに研究している研究者はすごいと思います。

蒲生　ここまで知りつくしている人は、日本にはいません。海外の大麻を扱っている会社の人たちも、ここまでは勉強していません。

上古　一時公開していたデータを全部引っ込めましたね。何か意図があったのでしょう。

蒲生　今までたくさん出していたのですが、いろんな問題があるから、伏せていると思います。

上古　圧力があるのではないかと思います。

蒲生　かなりの圧力だと思います。

ヘンプからホップにかわると、ひっくり返りますからね。

大麻も、花だけでやればすごい活性度があるのですが、ＴＨＣという問題はついてまわります。

子どもに使えなくなるし、ペットに使うと死んでしまう。

体の小さな子どもはＴＨＣの影響が出やすいし、それ以上にペットはＴＨＣの影響が出やすいとアメリカの獣医は警告しています。

Chapter 15

水溶性CBDなら血中に入り体中に行き渡ります！

上古　ここで、水溶性の話をします。

今、この水溶性が、ＣＢＤ業界では大変注目されています。

ＣＢＤというのは脂《あぶら》ですから、水に溶けない。

体の中に広まるためには、血中に入る必要があります。血中に効率よく入るためには水溶性であることが大事なのです。

水溶性でちゃんと血中に入れれば、体中に行き渡ります。

ヘンプのＣＢＤ業界でよくあるのが、ナノエマルジョンです。

ナノは10のマイナス9乗ですから、実は案外大きいのですが、ナノエマルジョンにしたら、水の中に均等に分散するだけで溶けたように見えます。今の水溶性ヘンプのＣＢＤは、それがほとんどです。

ＣＢＤは脂で、ビタミンには、脂に溶けるビタミンと水に溶けるビタミンがあります。

ジョセフ博士はそれを結合させたのです。

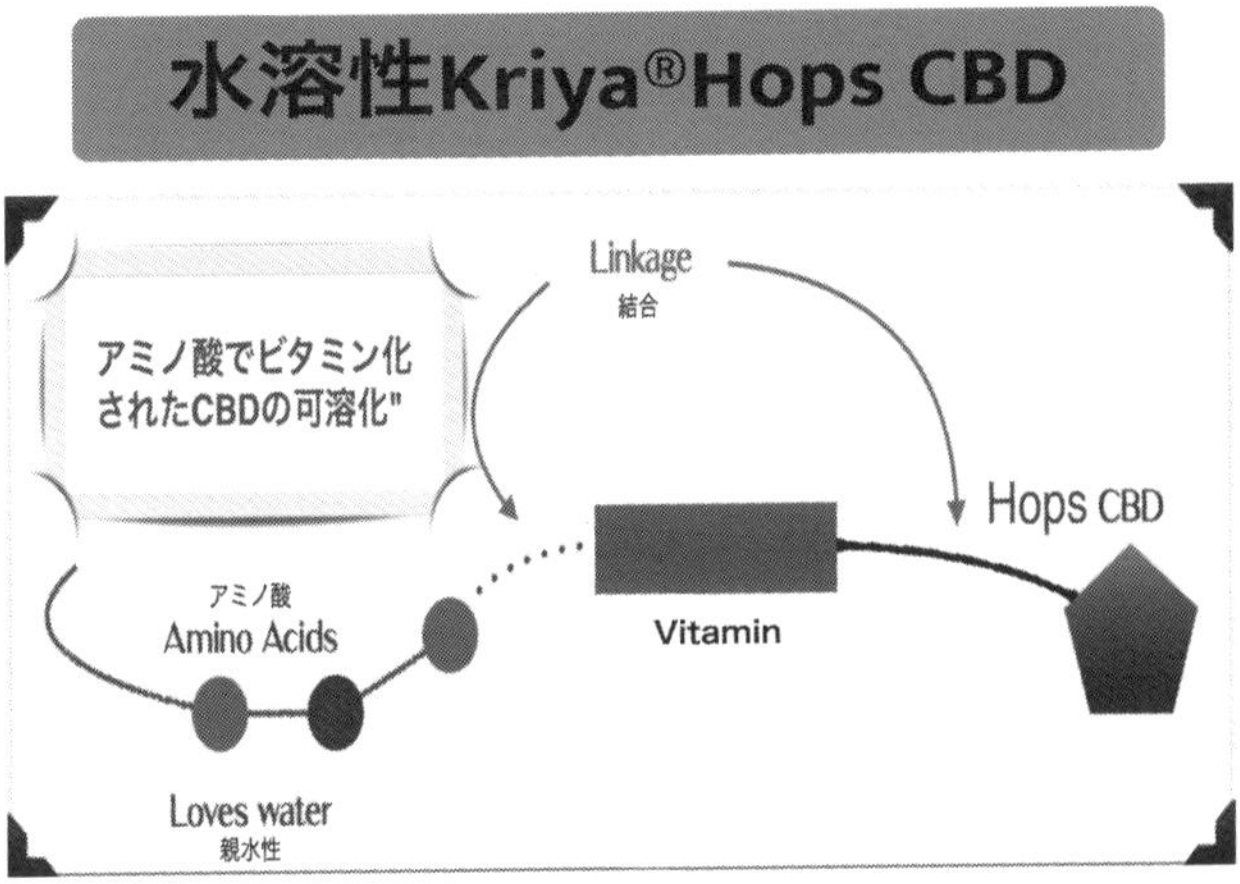

その方法は企業秘密ですが、CBDと脂に溶けるビタミンを結合させます。

さらに水に溶けるアミノ酸をうまく結合させたのが、ジョセフの開発した水溶性のCBDです。

ナノエマルジョンは溶けずに浮いているだけで、ドレッシングと同じです。

攪拌《かくはん》した直後は溶けたように見えますが、しばらくすると分離してきます。

今は技術が向上して、あまり分

離しなくなりましたが、それでも脂は浮きます。

蒲生　すごく薄めてわからないようにしているのですが、時間がたつと脂が浮いてきます。

上古　コーヒーにも少し脂が浮いていますから、コーヒーに入れても大丈夫だということです。

蒲生　飲料水メーカーは、脂が少しでも浮いたらダメなのです。

上古　飲料水メーカーさんと話をすると、水溶性のヘンプのＣＢＤがいくつも持ち込まれたけれども、使えなかったと言われました。

今どこかで出ているものがどうなったかわかりませんが、ちゃんとした飲料水メーカーさんがそういう話をされました。

それを溶けるものにしたのが水溶性のＣＢＤです。

水溶性にしたら血中に入りやすくなります。これがバイオアベイラビリティ（投与された薬物がどれだけ全身に循環するかを示す指標）が上がるということです。必要なところに運ばれたＣＢＤは高いバイオアクティビティ（生物活性）で受容体に作用します。

実際に、がんの患者さんが水溶性ＣＢＤを使い出してから、今まで飲んでいたタブレットやカプセルの量が半分以下に減りました。

蒲生　水溶性のいいところは、すぐに体内に入っていくことです。

それにより従来の半分以下の濃度でよくなりました。でも血中濃度が下がるのも早いです。

従来の脂溶性の場合、カプセルにすることによって、じんわり効いてくる。

一気に飲むのではなく、こまめに飲むことによって、持続していくのです。

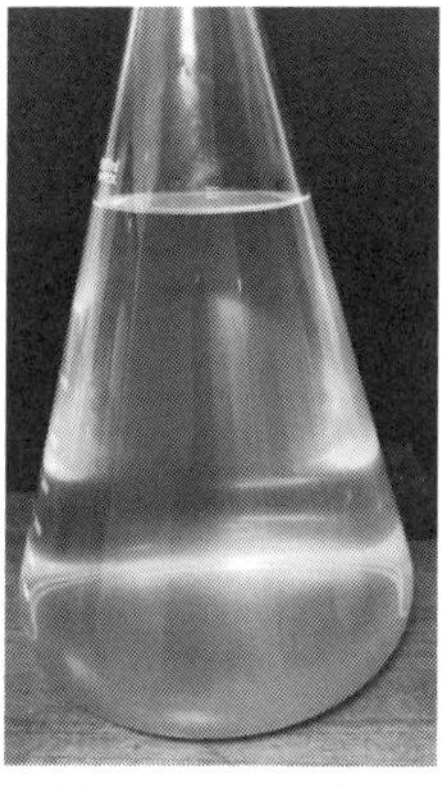

水溶性 Kriya Hops CBD を水に入れて12時間後の様子。攪拌しなくても分離せず、完全に溶けている。

ヘンプのCBD業界でよくあるのが、ナノエマルジョンです。

ナノは10のマイナス9乗ですから、ナノエマルジョンにしたら、水の中に均等に分散するだけで溶けたように見えます。

ナノエマルジョンは溶けずに浮いているだけで、ドレッシングと同じです。

攪拌した直後は溶けたように見えますが、しばらくすると分離してきます。

今は技術が向上して、あまり分離しなくなりましたが、それでも脂は浮きます。

CBD は脂で、ビタミンには、脂に溶けるビタミンと水に溶けるビタミンがあります。

ジョセフ博士はそれを結合させたのです。その方法は企業秘密ですが、CBD と脂に溶けるビタミンを結合させます。

さらに水に溶けるアミノ酸をうまく結合させたのが、ジョセフの開発した水溶性の CBD です。

水溶性にしたら血中に入りやすくなります。これがバイオアベイラビリティ（投与された薬物がどれだけ全身に循環するかを示す指標）が上がるということです。必要なところに運ばれたＣＢＤは高いバイオアクティビティ（生物活性）で受容体に作用します。

実際に、がんの患者さんが水溶性ＣＢＤを使い出してから、今まで飲んでいたタブレットやカプセルの量が半分以下に減りました。

水溶性と従来の脂溶性をうまく組み合わせることです。

「私は全然変わらないのよ」と言う人がいますが、一番悪いところに行って、気づいたら、あれ、ここが治っている、そういう方が結構います。なかなか結果が出ないと言われているのですが、気がついたら、一番悪いところは、自分が思っているところじゃなかった。

これまでの製品に加えて、米粉でできたタブレットが２０２３年のはじめに入ってきます。

もともとジョセフがそれを使っていたのです。

この中には、受容体を活性化させるβカリオフィレンとフムレンが入っています。

上古　品種固定して、Kriya Hopsにはβカリオフィレンがたくさん入ったものができました。実は、ＣＢＤにはβカリオフィレンを組み合わ

蒲生
米粉でできたタブレットが2023年はじめに入ってきます。
もともとジョセフがそれを使っていたのです。
この中には、受容体を活性化させるβカリオフィレンとフムレンが入っています。
上古
品種固定して、Kriya Hopsにはβカリオフィレンがたくさん入ったものができました。実は、CBDにはβカリオフィレンを組み合わせたほうがよくなるというデータも出ています。彼らが一番したいのはそれです。

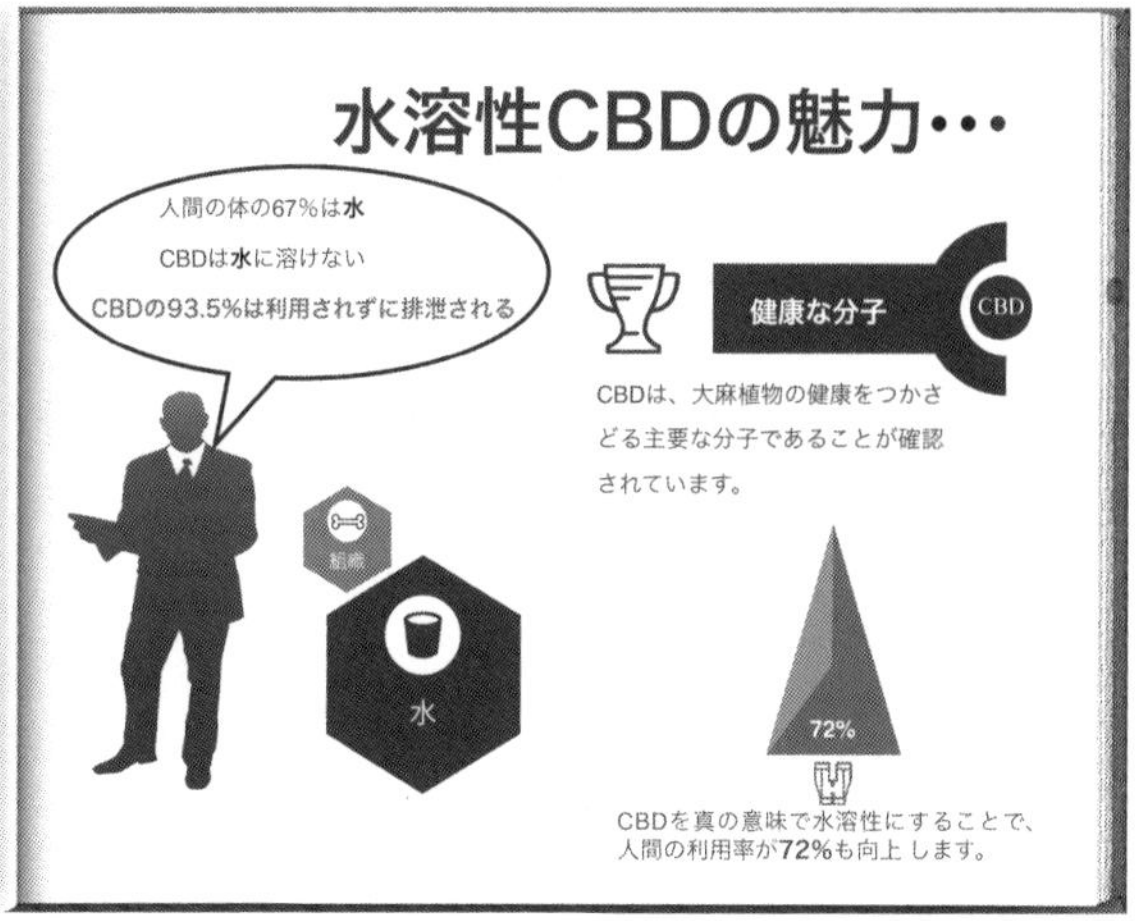

せたほうがよくなるというデータも出ています。彼らが一番したいのはそれです。タブレットはそれが入ったものになっています。

ＣＢＤだけでも、ヘンプのＣＢＤと比べると、レベルが全然違います。

蒲生　水溶性にすることによって、従来のホップＣＢＤの2倍の体感が得られるようになりました。

上古　今後、大麻が日本である程度つくれるようになって、日本の技術をもって部位別にちゃんとＣ

ＢＤを抽出してやれば、いいＣＢＤができると思います。

ただし、「ＴＨＣはゼロにはなりません」という言葉が後ろにつきます。

海外よりいいものをつくる能力を日本人は絶対に持っていると思います。

一番の問題は、生産です。栽培できる人がすごく少ないと聞いています。薬剤師さんに聞いたら、日本全国で現状10人ぐらいかなと言っていました。

蒲生　麻を本当につくれる人は、たった一人だそうです。その方はもう高齢です。

上古　それを聞いたときに、どうするのだろうと思いました。

誰でもつくれるものではありません。

その栽培がちゃんとできれば、すばらしい日本のＣＢＤの抽出技術で絶対にいいものができます。

そのかわり、値段は上がります。

蒲生　すごく高くなりますね。

それだけの広大な敷地がなければ、まずムリでしょう。

あと、企業がどれだけ出資できるかというところもあります。

今すぐということではないと思います。

いくら法改正したとしても、結局は「大麻」という名前があります。

上古　医療大麻、薬という概念でいくと、統合医療もそうだけれども、

そういう人たちのお薬に対する考え方が違ってきている。

医療大麻だけじゃなくて、合成のＣＢＤも全部含めてくるので、ある程度合成は仕方ないとか、副作用は仕方がないという考え方は、私たちとは感覚的に違うのではないかな。

それから、医療大麻じゃないと効かないとか、ＴＨＣが入らないと効

かないというのが本当かどうか。

実際はどうなのか、本当にいいCBDを使って結論を出してほしいなと私は思っています。

本当にいいものを使って、やっぱりTHCが入ったほうがいいとなったら、その結論でいいと思うのですが、まだいいものを使っていないのに、その結論はないんじゃないかという感じです。

Chapter 16

100%植物由来の純粋 CBD には、輝く未来がある !!

上古　ＣＢＤのおもしろさを一つ言うと、ＣＢＤは内因性カンナビノイド・システムを整えるから、普通の人が夜寝たいときにＣＢＤを飲めば、副交感神経が優位になって眠れます。

逆に、朝、ボーッとしていて元気を出したいときに飲んでもいい。朝はまだ副交感神経が優位で、交感神経が起きていない状態ですから、そこに寄与する。眠くなるのではなくて、元気になってくる。朝も晩もいけるという原理です。

ただし、ムチャクチャ寝不足で、4時間しか寝ていないけど起きたとか、無理やり起きて交感神経を優位にした人が飲んだら、眠くなります。どっちにも使えるのは不思議だと思うかもしれませんが、バランスを整えるから両方使えるのです。

そこはみなさんに伝えておきたいと思います。

ＣＢＤのおもしろさを一つ言うと、ＣＢＤは内因性カンナビノイド・システムを整えるから、普通の人が夜寝たいときにＣＢＤを飲めば、副交感神経が優位になって眠れます。

朝、ボーッとしていて元気を出したいときに飲んでもいい。朝はまだ副交感神経が優位で、交感神経が起きていない状態ですから、そこに寄与する。眠くなるのではなくて、元気になってくる。朝も晩もいけるという原理です。

ＣＢＤ製品について基本的なことを言うと、中国でとれたＣＢＤであっても、アメリカで加工すれば、原産国はアメリカです。

全部そういうことになっています。

実は今、大麻の一大生産地は中国です。

その中国の製品が本当にいいものかどうかは、私たちにはなんとも言えませんが、アメリカ産、〇〇産というもののかなり多くに中国産が混じっているようだという話は聞いています。

一番問題になってくるのは、土壌です。大麻に農薬は不要ですが、土壌の状態が関係します。

蒲生　中国ですからね。

上古　日本に最初に入ってきたＣＢＤ製品が非常によかった。

なのにだんだん変わったのは、ＴＨＣが検出されないようにしないといけなかったからです。ＴＨＣを完全に分離して取り除けないのに、取り除かなければいけない。

それだけではなく、ＣＢＤの供給源や、どのように栽培されて抽出されたかも関連している可能性があると思います。

蒲生　一番の難題を取り除いてくれたのがジョセフです。

上古　Kriya Hopsは、ＣＢＤの供給源として最高の植物です。ＴＨＣを取り除かなくても、最初から含まれていませんから、法律が改正されようとされまいと関係ありません。

日本で法律が改正されて、部位規制がなくなったら、大麻も花かららとれるようになりますが、ＴＨＣを完全にゼロにすることはできません。Kriya Hopsが本当にＴＨＣの入っていない最高のＣＢＤの供給源であることは確かです。

無農薬であることは当然ですが、一つの農場から責任を持ってつくられています。

蒲生　最近、新しくＣＢＮ（カンナビノール）というものを見かけるようになっていますが、ＣＢＮはＴＨＣが分解してできるものなので、もし法律が変わって使用罪ができたときに、陽性反応が出てアウトになると言われています。

上古　また、ヘンプのＣＢＤで完全にＴＨＣが入っていませんという製品を見かけますが、検出感度以下の微量ということであって、入っていないのではないということを覚えておいてほしいです。

Kriya Hops ＣＢＤの原料は99・8％の純度です。

ヘンプのＣＢＤでも高純度のものは96％以上です。

Kriya Hops ＣＢＤは異性体が入っていないことが確認できていますが、ヘンプのＣＢＤはできていません。

蒲生　ヘンプのＣＢＤ濃度が１５００㎎、３０００㎎と濃度を濃くして

生物活性の低さの原因の一つになっているかもしれません。

も、結局、花からとったCBDがあれば、そんなに濃くしなくても充分だと私は思っています。〝癒やしは医師ではなく自然から〟。

宣伝文句に惑わされずに、本当にいいものをみんなに知ってほしいです。

あとがき

上古眞理

なぜ私がKriya Hops CBDにたどり着いてから、それを広めようとまで思ったのか、思い出してみたら、経験しないといけない道のりがあったのだとわかりました。

大学生の途中まで住んでいた家の前のお家は多分100坪くらいの畑があって鶏を数羽飼われていました。

そこのおばさんが「眞理ちゃん今日の夕飯は決まっているの？」と言って、畑で採れたお野菜をたっぷり持ってきてくれるのです。

「今日は水炊きにしなさい、お肉だけ買ってきたらいいから」と言って人の家の夕食まで指定するわけです。母はそれに対して怒るどころか感謝して、その日の夕食は水炊きになるわけです。

そのころの家のまわりには、肥溜めがあったころです。家の裏は田んぼでしたから、梅雨どきになると雨蛙と牛蛙の大合唱です。今でもその大合唱が懐かしいです。

大学生になってから、友人が私に「トマト嫌いなの？」と聞いてきました。外で食べるトマトがあまりにも味気なくておいしくないので、よく残していたのです。

医師になってから、患者さんに、水を変えたらアトピーがよくなったという話を聞き（私は内科、神経内科ですが、私より若い患者さんが診察室で急にその話を始めました）、まず自分が飲んでいる水に関心を持つようになりました。

実際、浄水器をつけただけで食べ物も飲み物も全然変わって感動したのを覚えています。

あるとき、無農薬で作ったトマトをネットで売っているのを見つけて取り寄せました。そうしたら、あのお向かいのおばさんの畑で食べたトマトの味がしたのです。

クスリを使って治療をしている私が、だんだんといろいろなことに興味を持ち、勉強していくきっかけがそこにありました。

臨床医としていろいろな経験をして、西洋医学の限界や矛盾にもぶち当たりながら、Kriya Hops CBD に出合うまでに30年かかりました。

最初にジョセフ博士と話をしたのは、一人の医者として自分が受け持っているいろいろな病気の方をどうにかしたいという思いだけでした。病院を辞めてからもその思いがあり、いろいろな病気のことをジョセフ博士に相談していたのです。

あるとき、ジョセフ博士が言いました。
「お医者さんとして患者さんを診るのもいいけれども、それだとKriya Hops CBD はなかなか広まらないよ」と。

そこで立ち止まって考えました。
私が本当にやりたいことはなんなのか。

病気の方を助けたいのはもちろんだけれども、病気にならないように、多くの人が健康で過ごせるようにしたいということなんだと。

そのためにKriya Hops CBDというのは非常に役に立つものだから、必要な人に広めていかないといけないと。

私が日本の窓口になっている以上、一人の医師としての立場としてだけではだめだったんです。

なぜそこに行くのに少し時間がかかったのかというと実は、私がずっといた西洋医学の世界というものに対してかなり失望を感じていて、聞く耳を持たない人だらけだからと警戒をしていたのです。

特にお医者さんに対してです。

私が医者になる前に、看護師だった母から医者の世界は封建的なんだよと聞かされていたことも、かなり影響していたのかもしれません。

いろいろな先生に少しずつ話をする機会はできていたのですが、２０２２年11月19日・20日は、そこに大きな風穴が開いた記念すべき日になりました。

京都で日本先制臨床医学会の第５回学術記念大会が開催された日です。そこで私は「Kriya Hops は CBD の可能性を最大限引き出せる植物」という演題で発表をしました。この演題について優秀発表賞をいただきました。

この学会は、保険診療という枠にとらわれている現在の日本の医療制度に警笛を鳴らし、さまざまな治療法について研究している学会です。

私は Kriya Hops CBD をきっかけにこの学会のことを知り、いろいろな先生方に紹介できました。

最初にジョセフ博士が私に言った「どうやって日本の医療界に広げて

いこう」をどうやって実現しようかともがいてきましたが、やっとその一歩が踏み出せたと考えています。

起きる出来事は偶然というものはなく、すべて必然だと私は信じています。

出会いも、病気も怪我もすべてです。

蒲生さんとの出会いもジョセフ博士との出会いもすべてです。

それがなかったらここにたどり着いていませんから。

感謝です。

2022年11月19日・20日開催
日本先制臨床医学会・第５回学術記念大会おける講演動画
「Kriya Hops はCBDの可能性を最大限引き出せる植物」

本文118ページに掲載のキャンディ・パピエさんの動画

あとがき

蒲生展之

クスリが根本治療になっていないことは私は自分の片頭痛で気づきました。

バファリン、ゾーミッグという名前は覚えていますが全部は覚えていません。多いときは一気に5種類出されました。

それでよくなるどころか、腹痛と下痢、嘔吐、湿疹が出て、肝心の頭痛はまったくよくなりませんでした。

脳波やCT、MRI検査もしたことがありますが異常はなく、いろいろな病院の先生に何度もたずねましたが、みな〝ただの片頭痛だよ〟

と言われるのみでした。

そのころはあまりにも片頭痛の回数が多くて食べられないこともあり、痩せこけました。

どう対処したらよいかなどは説明してもらったことはありません。

医学が進歩しているのに、なぜ病気が増えているのかということも疑問に思うようになりました。

地方と都市部にかなり医療格差があることは上古先生に会って知りました。

そのころは、どこに行っても同じだと思ってあきらめていました。

しかし、それがあったからこそクスリのことにも気づけたし、Kriya Hops CBDにも出合えたと思っています。

ここからの話は、人によっては信じられないことかもしれませんが、ジョセフ博士と連絡をとって日本に広めないといけないと言ってくれた声がありました。

私にはわからないのですが、いわゆるハイヤーセルフだとか守護霊のようです。

私の人生をずっと導いてくれています。

その声に従わないと物事が空回りしたり、ときには車をぶつけられたこともありました。

不思議に思うかもしれませんが事実です。

上古先生にジョセフに連絡するよう言ったり、病院を辞める時期について助言したのも私です。全部導かれて言葉が出てきました。

ジョセフの推薦文を読んでいて気づきました。

Kriya Hops を広めることは、私、上古先生、そしてジョセフの天命だと。

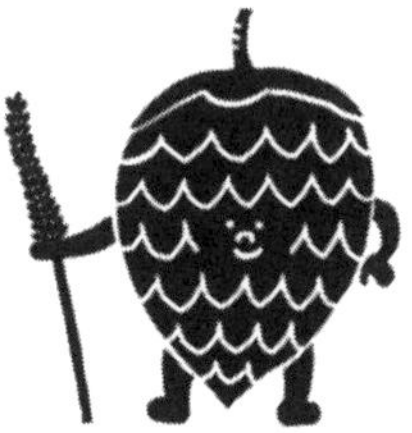

上古眞理　じょうこ まり
平成２年　滋賀医科大学卒業
平成９年　医学博士取得
神経内科専門医、指導医、内科認定医
長年地域の病院にて勤務（緊急、急性期、リハビリ、住診）
神経難病を沢山見ていく中で西洋医学の限界や矛盾を感じ、予防医学、西洋医学以外の医療に興味を持ち勉強する。
令和元年12月病院退職後、株式会社 Peak Health Energy を設立。

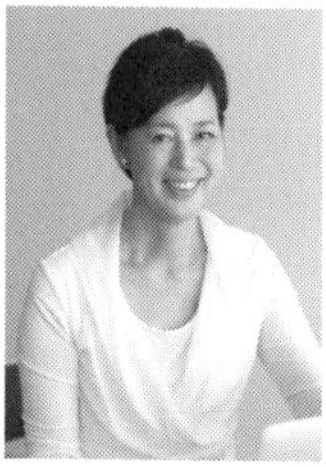

photo：中村泰
（中村泰写真事務所）
makeup：三橋ただし
（ただし事務所）

蒲生展之　がもう のぶゆき
福島県出身
平成７年食肉加工専門の会社を設立。主に、国産牛肉の加工に従事。
長年、自身の片頭痛に悩まされていたころ、はじめ還元水に出合い、腸内環境を整えるようにするも、よくならず、それが CBD で劇的に改善する。Dr. 上古に出会うことで、本格的に、予防医学や還元水、CBD 等、健康に関するビジネスに移行し、現在に至る。

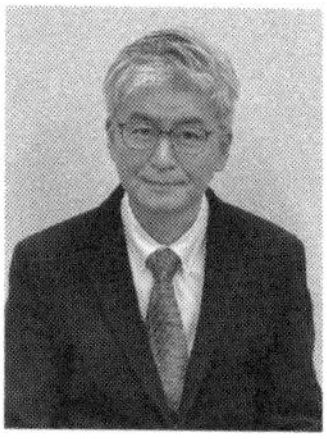

Peak Health Energy（ピークヘルスエナジー）
https://phenergy.jp

究極のCBD【奇跡のホップ】のすべて

内因性カンナビノイド・システムが整うと、
ほとんどの病気が癒やされる！

第一刷　2023年1月31日

著者　上古眞理［医師］
　　　蒲生展之

発行人　石井健資

発行所　株式会社ヒカルランド
〒162-0821　東京都新宿区津久戸町3-11　TH1ビル6F
電話　03-6265-0852　ファックス　03-6265-0853
http://www.hikaruland.co.jp　info@hikaruland.co.jp

振替　00180-8-496587

本文・カバー・製本　中央精版印刷株式会社

DTP　株式会社キャップス

編集担当　遠藤美保

ISBN978-4-86742-197-0

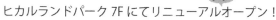

ヒカルランド　好評二十刷！

『完訳 日月神示《ひつきしんじ》』ついに刊行なる！　これぞ龍神のメッセージ!!

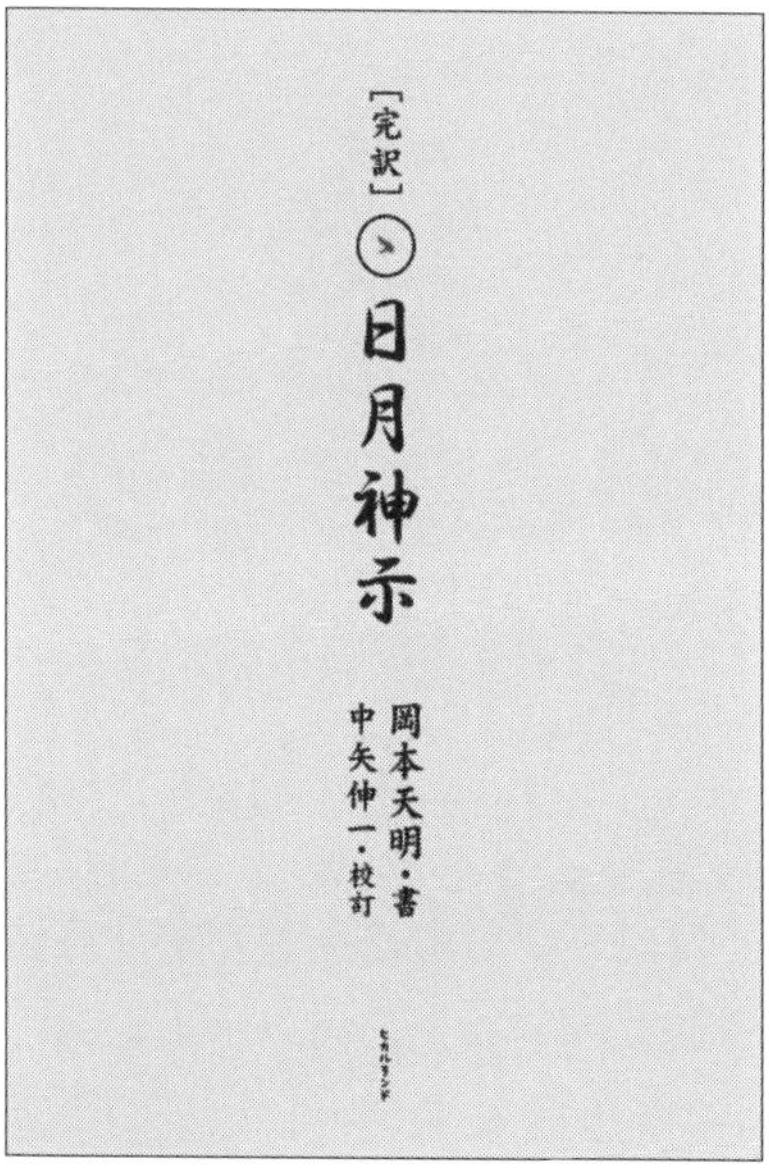

完訳　日月神示
著者：岡本天明
校訂：中矢伸一
本体5,500円＋税（函入り／上下巻セット／分売不可）

中矢伸一氏の日本弥栄の会でしか入手できなかった、『完訳　日月神示』がヒカルランドからも刊行されました。「この世のやり方わからなくなったら、この神示《しるし》を読ましてくれと言うて、この知らせを取り合うから、その時になりて慌てん様にしてくれよ」（上つ巻　第９帖）とあるように、ますます日月神示の必要性が高まってきます。ご希望の方は、お近くの書店までご注文ください。

「日月神示の原文は、一から十、百、千などの数字や仮名、記号などで成り立っております。この神示の訳をまとめたものがいろいろと出回っておりますが、原文と細かく比較対照すると、そこには完全に欠落していたり、誤訳されている部分が何か所も見受けられます。本書は、出回っている日月神示と照らし合わせ、欠落している箇所や、相違している箇所をすべて修正し、旧仮名づかいは現代仮名づかいに直しました。原文にできるだけ忠実な全巻完全バージョンは、他にはありません」（中矢伸一談）